AF318159

CONGRÈS FRANÇAIS DE CHIRURGIE

12e SESSION

PARIS — OCTOBRE 1898

RAPPORT

SUR LE TRAITEMENT CHIRURGICAL

DU GOITRE

(CANCER ET GOITRE EXOPHTALMIQUE EXCEPTÉS)

PAR

JAQUES L. REVERDIN (de Genève)

PARIS

ANCIENNE LIBRAIRIE GERMER BAILLIÈRE ET Cie

FÉLIX ALCAN, ÉDITEUR

108, BOULEVARD SAINT-GERMAIN, 108

1898

TRAITEMENT CHIRURGICAL DU GOITRE

(CANCER ET GOITRE EXOPHTALMIQUE EXCEPTÉS)

Par Jaques **L. REVERDIN** (de Genève).

Le traitement chirurgical du goitre a fait depuis les trente dernières années des progrès considérables. Dans son mémoire de 1883 Liebbrecht pouvait compter les opérations de goitre pratiquées jusqu'alors, tandis qu'aujourd'hui c'est très certainement par milliers que chaque année les faits s'ajoutent à la statistique. Il est vrai que sous ce rapport les chirurgiens des différentes régions du globe sont très inégalement partagés; tandis que dans la plaine le goitre est une rareté, au contraire il abonde dans les pays montagneux; aussi ne peut-on s'étonner si c'est surtout aux chirurgiens autrichiens, allemands, suisses et à ceux de l'Italie du Nord qu'ont été dus les premiers progrès dans la chirurgie du goitre. En France c'est de Lyon, centre situé au milieu de régions goitrigènes, que nous sont venues autrefois et de nos jours des études intéressantes et des nouveautés thérapeutiques. Cependant à l'heure actuelle il n'est pour ainsi dire pas de partie du globe où les chirurgiens n'aient eu l'occasion d'opérer le goitre; la Belgique, le Royaume-Uni, les États-Unis, les Républiques de l'Amérique du Sud, la Suède, la Russie nous fournissent chacune aussi leur contingent de faits. Je me suis adressé, afin d'avoir à ma disposition pour le présent Rapport les documents les plus complets possibles, aux chirurgiens des différents pays que je pensais pouvoir m'en fournir et grâce à l'obligeance d'un bon nombre d'entre eux, auxquels je suis heureux de dire ici mes remerciements les plus sincères, j'ai pu compléter les données de la littérature d'une riche moisson de faits inédits; ils me permettront, je l'espère, de vous tracer fidèlement l'état actuel de la question du traitement chirurgical du goitre.

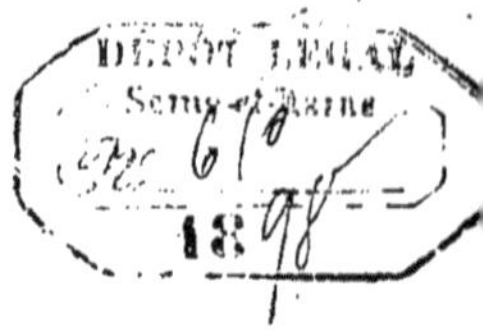

Avant d'entrer dans le détail de la chirurgie du goitre, il est nécessaire de dire quelques mots sur les tumeurs bénignes de la thyroïde qui vont nous occuper : il ne m'est pas possible d'entrer ici dans la description des différentes formes anatomiques de ces tumeurs, cela va sans dire ; cela serait du reste d'une utilité douteuse : ce n'est le plus souvent qu'après l'opération que le diagnostic en question se pose à l'examen macroscopique et se confirme par l'analyse microscopique.

Au point de vue des indications opératoires, il nous suffit de diviser les goitres bénins en tumeurs liquides, tumeurs solides et tumeurs mixtes. Les premières sont les kystes et nous ne comprenons au point de vue qui nous occupe dans cette classe que les kystes uniques ou peu nombreux formant à eux seuls la tumeur ; celle-ci varie de dimensions, mais elle peut en atteindre de colossales.

Les deux autres catégories de tumeurs peuvent être réunies ; nous verrons en effet qu'au point de vue des indications opératoires elles forment une classe naturelle. Mais il faut y distinguer, sous ce rapport, deux variétés importantes : tantôt la thyroïde est altérée d'une façon diffuse et nulle part nous ne trouvons une limite nette entre les parties malades et les parties saines, tantôt au contraire le néoplasme, formé quelque part dans la glande, en est parfaitement distinct ; en augmentant de volume il étale en quelque sorte le tissu glandulaire resté sain autour de lui, le refoule, le réduit parfois, surtout à la surface, à une couche mince mais, sauf complications spontanées ou provoquées, il en reste séparable à peu près comme un lipome ou une tumeur bénigne glandulaire des parties qui l'enveloppent ; en un mot nous avons affaire à ce que l'on appelait autrefois une tumeur enkystée. Ajoutons que les kystes thyroïdiens rentrent dans cette catégorie.

En résumé, au point de vue thérapeutique, nous divisons les goitres en goitres diffus et goitres circonscrits ou enkystés ; les premiers comprennent les goitres folliculaires, les goitres vasculaires et les goitres fibreux ; les seconds les adénomes, les adénomes fœtaux, les kystes et bon nombre de tumeurs mixtes.

Nous aurons aussi à tenir compte au point de vue chirurgical des anomalies de situation de tout ou partie de la tumeur et on sait qu'elles sont fréquentes : goitres plongeants, rétrosternaux, rétroclaviculaires, endothoraciques, rétrotrachéaux, rétropharyngiens ; goitres accessoires vrais ou faux (goitres accessoires reliés). Enfin certaines complications inhérentes à la situation de la tumeur ou surajoutées, déformations, ramollissement de la trachée, inflammation le plus souvent aiguë, quelquefois chronique, devront aussi être étudiées au point de vue des indications spéciales qu'elles entraînent.

INDICATIONS ET CONTRE-INDICATIONS

Le goitre n'est pas seulement une maladie disgracieuse, mais dans un bon nombre de cas dangereuse soit par elle-même, soit par les lésions qu'elle détermine du côté des organes de la respiration et de la circulation, mais il faut distinguer entre les goitres ceux qui par leur volume et leur nature sont justiciables d'une opération chirurgicale et ceux dont un traitement non chirurgical pourra débarrasser le porteur. Ces derniers sont en général diffus, se développent souvent dans l'enfance ou l'adolescence, donnent lieu à une augmentation de volume de toute la glande, sont assez souvent vasculaires; ils cèdent soit au traitement médical iodé ou iodoformé, soit au traitement thyroïdien et ne donnent lieu à aucune indication opératoire. Dans les pays goitrigènes on distingue facilement ces formes avec un peu d'habitude. Cependant on peut parfois s'y tromper et c'est une règle généralement adoptée de tenter, même si l'on n'en espère pas la guérison, le traitement médical avant d'en venir à une opération. Je crois même avoir remarqué, Sulzer a fait une observation analogue, que pour les adénomes ou les kystes qui ne cèdent pas au traitement en question, il a cependant l'avantage, peut-être en décongestionnant l'enveloppe glandulaire, de rendre plus apparente la tumeur et d'en rendre l'énucléation plus facile.

Il faut du reste pour que le traitement médical soit justifié qu'il n'y ait pas d'accidents pressants; dans tous les autres cas on fera bien d'en tenter les effets.

Nous pouvons diviser les indications opératoires en indications d'*urgence*, de *nécessité* et de *complaisance* ou, comme on le dit aussi, *indications cosmétiques*.

Il y a indication d'urgence dans deux cas : troubles respiratoires menaçants et inflammation septique.

La dyspnée progressive exagérée par le moindre effort, les accès de suffocation nocturnes, quelquefois nocturnes et diurnes, ce qui est encore plus grave, sont une menace de mort subite et il n'y a ni hésitation ni temporisation possibles; les causes de ces accidents pouvant du reste être dues à la compression de la trachée ou des nerfs, à la situation de la tumeur, rétrosternale, endothoracique, circulaire, etc. L'inflammation spontanée ou provoquée de son côté indique l'intervention urgente soit pour combattre la septicité, soit par le fait de phénomènes de compression trachéale dus au gonflement de la tumeur.

Les indications de nécessité sont beaucoup plus variées; ce sont en premier lieu tous les troubles fonctionnels plus ou moins graves qui accompagnent le goitre et en sont la conséquence et qui n'ont point cédé au traitement médical suffisamment éprouvé : les troubles dyspnéiques plus ou moins accusés mais non encore dangereux pour la vie, les troubles de la phonation dus à la compression nerveuse, les troubles de la déglutition dus soit à l'accroissement rapide de la tumeur, soit à sa situation (goitres rétropharyngiens, de la base de la langue), les troubles de la circulation, soit lésions cardiaques, soit simples troubles fonctionnels, dans quelques cas phénomènes analogues à ceux du goitre exophtalmique; Roux ajoute à cette liste les douleurs et le nervosisme attribuable à la présence du goitre.

Dans une autre catégorie de cas les indications de nécessité sont tirées de la nature de la tumeur, de l'échec du traitement médical et de l'accroissement du néoplasme. Les goitres diffus qui n'ont pas cédé au traitement médical poursuivi avec persévérance et les goitres enkystés qui n'y cèdent pas en général, qui d'autre part ont une tendance à s'accroître, ne tarderont probablement pas beaucoup à amener des phénomènes de compression plus ou moins sérieux et il est préférable de les prévenir que de les attendre. A plus forte raison l'indication se pose-t-elle si la croissance est rapide.

Dans quelques cas, le goitre, surtout le goitre kystique est susceptible d'acquérir un volume exceptionnel (Mayor, Pérani, Kocher, Brun's), pendant jusqu'à l'ombilic, pesant 10 livres (Brun's); autrefois ce volume colossal constituait une contre-indication pour Lücke, la perte de sang étant par trop dangereuse; nous sommes mieux armés aujourd'hui et le succès de Brun's montre combien les choses ont changé. Enfin les chirurgiens qui pratiquent dans les pays à goitre savent que celui-ci est, comme l'a dit Kauffmann, un excellent terrain de développement des tumeurs malignes; pour ma part j'ai vu un bon nombre de ces tumeurs et une seule d'entre elles s'était développée dans une thyroïde en apparence normale; il y a donc de ce fait un avantage prophylactique à débarrasser de leur tumeur encore bénigne les porteurs de goitres simples.

Peut-on opérer le goitre par pure raison de coquetterie, pour supprimer une saillie disgracieuse, alors qu'aucun trouble fonctionnel ne s'est produit et que d'autre part le traitement médical s'est montré inefficace? Il n'y a pas longtemps que l'on n'aurait pas hésité un instant à répondre par la négative et cette manière de résoudre la question était parfaitement justifiée, les opérations dirigées contre le goitre étant alors entourées de dangers qué l'on ne devait affronter que pour des raisons sérieuses. Il n'en est plus du tout ainsi aujourd'hui; nous verrons que la mortalité générale de l'énucléation intraglandulaire est d'après mes documents de 0,78 p. 100 et c'est l'opération le plus souvent indiquée dans les cas qui relèvent de l'indication cosmétique; la statistique générale qui donne cette proportion de mortalité renferme, qu'on le remarque bien, toutes les opérations d'énucléation, c'est-à-dire les cas faciles, mais aussi les cas moyens et les cas graves; je suis absolument convaincu que si l'on pouvait mettre à part la première catégorie, c'est-à-dire les cas faciles, on arriverait à une mortalité nulle ou absolument insignifiante. Nous enlevons bien des doigts surnuméraires, nous opérons bien des becs-de-lièvre simples qui n'occasionnent aucun trouble fonctionnel, pourquoi ne pas opérer les goitres petits ou moyens, simplement disgracieux, quelquefois tourmentant moralement leur porteur par la perspective de leur accroissement ou des accidents dont ils les menacent (Wölfler)?

Contre-indications. — Il n'y a pas très longtemps encore on considérait l'âge avancé du malade ou le volume excessif de la tumeur comme des contre-indications, il n'en est plus de même aujourd'hui. On ne compte plus les opérations pratiquées au delà de l'âge de cinquante ans que l'on ne devait pas dépasser d'après Borel, et d'un autre côté des succès ont été obtenus chez les nouveau-nés. Je dirai de même en ce qui concerne le volume de la tumeur; l'on connaît plus d'un exemple de tumeurs pesant 10 livres et extirpées avec succès.

La grossesse avancée est-elle une contre-indication et vaut-il mieux, comme Wölfler le disait, trachéotomiser et remettre l'opération à plus tard? question difficile et impossible à résoudre d'une façon générale. Il en est de même d'une anémie très prononcée et de complications pulmonaires ou bronchiques. Nous pouvons nous trouver en présence de cas des plus embarrassants de cette catégorie; en voici un exemple : je suis appelé auprès d'un malade atteint de suffocation due à un goitre endothoracique d'ancienne date, dont on sent uniquement le pôle supérieur déborder le sternum dans les secousses de toux, il y a complication de bronchite généralisée, un peu d'albuminurie, de la fièvre et du muguet; l'habitation du malade ne se prête nullement aux conditions d'asepsie nécessaires pour une opération grave et il paraît intransportable; pendant que nous essayons de le remonter et d'agir sur sa tumeur par les pastilles thyroïdiennes, il meurt brusquement dans la nuit.

Une condition qui pouvait faire hésiter devant une opération d'autre part urgente, c'est la perspective de ne pouvoir, une fois l'opération commencée, éviter la thyroïdectomie totale. Comme je le montrerai, l'ingéniosité des chirurgiens a trouvé là un vaste champ et nous sommes en possession de procédés qui nous permettent de tourner les contre-indications de cet ordre.

MÉTHODES ET PROCÉDÉS OPÉRATOIRES

Avant d'entreprendre la description des différentes opérations dirigées contre le goitre, il est nécessaire de dire quelques mots des *injections parenchymateuses*; elles constituent une méthode en quelque sorte intermédiaire entre le traitement médical et le traitement chirurgical proprement dit.

Des substances assez variées ont été proposées pour ces injections, teinture d'iode, perchlorure de fer, ergotine, acide chromique, acide osmique, permanganate de potasse, strychnine, eau minérale de Salso maggiore, liqueur de Fowler, iodoforme; l'iode et l'iodoforme seuls paraissent avoir donné des résultats satisfaisants dans un certain nombre de cas. La teinture d'iode introduite sous la forme d'injections parenchymateuses dans le traitement du goitre par Luton de Reims paraît agir soit par irritation locale, soit par action résolutive, tandis que l'iodoforme ne produirait pas d'inflammation et n'agirait que par les effets de son absorption. D'un autre côté, les injections de teinture d'iode ont leur dossier chargé d'un certain nombre de cas de mort dus soit à l'intoxication, soit surtout à la thrombose veineuse; dans quelques cas encore le gonflement inflammatoire qui suit ces injections peut amener des accidents de suffocation qui les contre-indiquent dans les cas de compression trachéale, de goitres rétrosternaux, de compression des récurrents, etc. Heymann en 1889 n'a pas eu de peine à rassembler 16 cas de mort due à ces injections et Wölfler en ajoute 12; un grand nombre de faits analogues n'ont pas été publiés; comme Roux et bien d'autres, je suis certain du fait. Les injections de teinture d'iode en dehors des cas de mort ont donné lieu à des paralysies des récurrents, à des suppurations; par leur action irritative locale elles transforment la tumeur en une masse dure, souvent adhérente, qui donnera les plus grandes difficultés à l'opérateur, si, malgré elles, ce qui n'arrive que trop souvent, on est obligé d'intervenir par une opération (Roux). Enfin si elles donnent assez souvent des résultats favorables dans les goitres jeunes, parenchymateux ou vasculaires, elles échouent souvent, malgré leur répétition pendant des mois, dans les autres formes.

Les injections iodoformées proposées en 1880 par Boéchat et surtout préconisées par Mosetig, Garré, Lemaître, sont évidemment préférables à celles de teinture d'iode; elles n'ont pas donné lieu aux mêmes accidents, que je sache; l'expérience sur les animaux (chiens, lapins) a montré que l'injection de doses massives d'éther iodoformé dans les veines est supportée; enfin les injections iodoformées ne produiraient pas d'inflammation locale. Leur efficacité est du reste bornée à peu près aux mêmes formes de goitre que celle des injections iodées, c'est-à-dire, d'après Garré, aux goitres mous, hyperplasiques ou colloïdes. Comme pour l'iode le résultat n'est en général obtenu qu'après un traitement prolongé.

Si l'on réfléchit que ce traitement agit surtout dans les cas où le traitement médical est efficace, que la mortalité des opérations proprement dites est, comme nous le verrons, aujourd'hui infiniment réduite, nous conclurons sans hésitation que les injections d'iode doivent être absolument abandonnées, que les injections d'iodoforme, si leur innocuité s'affirme, peuvent être exceptionnellement essayées dans les cas simples de goitres mous, sans complications fonctionnelles et qui ont résisté au traitement médical ; mais dès que leur inefficacité aura été démontrée on ne devra pas s'attarder à les poursuivre si un phénomène quelconque nous fait prévoir que l'indication opératoire va surgir.

Pour ma part, si j'avais à choisir pour moi-même, je n'hésiterais pas à préférer le bistouri à l'aiguille.

Je ne fais que mentionner dans le même ordre de moyens intermédiaires entre la thérapeutique médicale et chirurgicale l'électrolyse employée surtout du reste dans les kystes et qui n'est plus, que je sache, utilisée. C'est encore une de ces méthodes lentes faites pour les malades pusillanimes.

MÉTHODES CHIRURGICALES PROPREMENT DITES

Je laisserai tout à fait de côté le séton (Rolandus), la cautérisation (Girard), l'extirpation à l'aide de l'écraseur de Chassaignac ou de l'anse galvanocaustique (Schuh, Middeldorpf, E. Boeckel), moyens qui avaient autrefois leur raison d'être, mais qui ne l'ont plus aujourdhui. Grâce aux conquêtes modernes, anesthésie, forcipressure, antisepsie et asepsie, c'est actuellement le règne de l'instrument tranchant.

Pour éviter les redites, je vais d'abord étudier, avant d'entrer dans le détail des méthodes et procédés opératoires, deux sujets communs à chacun d'eux, je veux parler de l'anesthésie et de la mise à nu de la tumeur.

Anesthésie. — La question de l'emploi de l'anesthésie dans les opérations de goitre et de l'anesthésique à choisir est fort diversement résolue, et nous voyons en outre plusieurs chirurgiens modifier peu à peu leurs opinions sur ce sujet. Les uns sont partisans de l'anesthésie générale même dans les cas de goitres suffocants ; l'anesthésie rend dans ces cas la respiration plus libre (Rotter), la régularise (Zesas, Niehans) ; d'autres ne veulent entendre parler de l'anesthésie générale que dans des cas exceptionnels (malades pusillanimes) et n'admettent que l'anesthésie locale, ou même se passent de tout anesthésique (Roux). Mêmes divergences sur le choix de l'anesthésique, les uns rejettent le chloroforme et je crois avec raison, à cause des lésions cardiaques fréquentes dans les cas avancés, les autres regardent l'éther comme contre-indiqué à cause de la sécrétion bronchique qu'il provoque fréquemment et des pneumonies que l'on met trop facilement à mon avis sur son compte ; Krönlein est revenu de ses préventions contre l'éther et l'administre combiné avec la morphine qu'il associait précédemment comme beaucoup d'autres au chloroforme. Entrer dans la discussion motivée de ce sujet nous entraînerait beaucoup trop loin. Mon expérience personnelle et le résultat de mes lectures sur ce point m'amènent à la conclusion suivante : dans les cas simples de goitres non suffocants, avec dyspnée moyenne, il n'y a pas d'inconvénients ni de dangers à administrer un anesthésique et pour ma part je suis absolument convaincu de la supériorité de l'éther (Bergeat a publié un cas de mort par le chloroforme chez une jeune goitreuse à dyspnée faible, l'opération à peine commencée). L'anesthésie devra être surveillée attentivement. Dans les cas graves au contraire, dans les goitres suffocants rétrosternaux, constricteurs, il faudra opérer sans anesthésie si possible ou recourir à l'anesthésie locale chez les sujets indociles ; la méthode de Schleich pourra peut-être dans ces cas nous donner des garanties d'innocuité que ne nous donne pas la méthode ordinaire d'anesthésie par la cocaïne. La difficulté est de bien juger les cas intermédiaires et il vaudra évidemment mieux s'abstenir trop souvent que d'abuser des anesthésiques. Cependant d'après les faits que j'ai vus les cas dangereux sont exceptionnels et les autres la règle.

Il va en quelque sorte sans dire que, en dehors des accès de suffocation, l'existence d'inflammation pulmonaire, bronchique ou laryngée contre-indique absolument l'usage de l'éther et que des troubles ou des lésions cardiaques rendent celui du chloroforme encore plus dangereux que d'habitude.

Incision des parties recouvrant le goitre. — Quelle que soit l'opération dirigée directement contre le goitre, les ligatures atrophiantes mises à part, les premiers temps de l'opération sont identiques et il y a avantage à les étudier une fois pour toute.

Incision de la peau. — A l'époque où l'on pratiquait encore l'extirpation totale on avait souvent besoin d'incisions étendues et compliquées pour mettre à nu les deux lobes; dans les cas simples de tumeur peu volumineuse l'incision médiane ou latérale oblique pouvait suffire, mais si la tumeur était volumineuse il devenait nécessaire, soit de tailler un grand lambeau cutané ou cutanéomusculaire, soit d'employer des incisions combinées en Y, en T ou cruciales. Actuellement je ne vois plus que l'on ait à y recourir sauf dans des cas tout à fait exceptionnels; Poncet seul les utilise quelquefois encore et préfère se donner ainsi un large jour; dans l'exothyropexie la mise à nu des deux lobes rend encore l'incision combinée nécessaire dans certains cas (Jaboulay).

Sauf ces exceptions, ce sont les incisions simples qui sont adoptées. Nous pouvons les diviser en deux catégories; incisions à direction verticale : l'incision médiane et longitudinale peu employée et donnant une cicatrice saillante en corde, l'incision oblique sur le bord interne du sternomastoïdien, l'incision courbe suivant obliquement de haut en bas le principal relief de la tumeur, l'incision coudée de Kocher partant du bord interne du sternomastoïdien pour descendre obliquement vers la ligne médiane suivant la direction du pli de la peau, puis verticalement en bas jusqu'à la fourchette sternale. La seconde catégorie comprend uniquement l'incision à direction transversale de Kocher (Kragenschnitt, incision en cravate, en collerette), convexe en bas, comme l'indique son nom; sa direction parallèle aux fibres élastiques a pour conséquence une cicatrice linéaire et n'ayant pas de tendance à s'élargir par la suite comme cela arrive assez souvent, mais pas toujours cependant, pour les incisions à direction verticale ou oblique. Cette incision s'étend plus loin en dehors du côté à opérer, mais dépasse la ligne médiane de l'autre; elle donne en réalité plus de jour que l'on ne pourrait le supposer *a priori*. Cette incision paraît être celle qui donne les cicatrices les plus parfaites. Aussi lorsqu'elle peut être adoptée sans inconvénients, et cela dépend de la forme du goitre, des accidents qui l'accompagnent, de la nécessité d'avoir du jour et aussi des habitudes du chirurgien, l'incision de Kocher mérite d'être adoptée.

Incision des parties sous-cutanées. — La peau traversée, nous allons rencontrer sur notre chemin le tissu cellulaire dans lequel se trouvent des veines souvent volumineuses et les plans musculaires.

En ce qui concerne les veines tout le monde est d'accord, il faut les isoler avec soin, et ne les couper qu'entre deux ligatures; prendre bien garde de ne pas les blesser inopinément; les cas de mort ou de phénomènes graves par entrée de l'air ne sont pas très rares, comme nous le verrons, et cet accident redoutable s'est produit entre les mains les plus habiles. Ce sont surtout les veines thyroïdiennes qui sont à redouter sous ce rapport, mais il est admis avec raison que les veines superficielles, les jugulaires antérieures, doivent être traitées de la même façon.

Quant aux muscles, nous avons à considérer les sternomastoïdiens et les muscles sous-hyoïdiens. Le premier est en général, dans le goitre simple, non compliqué d'inflammation, vierge d'injections, refoulé et il suffit de l'écarter doucement pour avoir le jour nécessaire ; les cas sont exceptionnels où il peut être utile d'entamer son bord ou de détacher son chef sternal et, d'après mes recherches, il est rare que les opérateurs exercés aient recours à cet adjuvant ; en cas de nécessité on pourra l'utiliser à condition de reconstituer ensuite le muscle par la suture perdue.

Les muscles sous-hyoïdiens sont plus ou moins étalés sur la tumeur, l'omoplatohyoïdien quelquefois tendu, il faut les traverser pour la mettre à nu ; pour l'omoplatohyoïdien la section de sa partie tendineuse n'a aucun inconvénient ; pour les autres la séparation mousse des fibres est peut-être préférable ; dans les cas où l'on serait amené à les sectionner obliquement ou transversalement il sera bon de repérer les bords de la section avec des pinces à forcipressure et de reconstituer avec soin les plans musculaires par des sutures perdues à la fin de l'opération. Cette reconstitution a, je le crois, une assez grande importance au point de vue de la forme du cou après la guérison.

Les muscles coupés, nous ne sommes pas encore sur la tumeur ; celle-ci est recouverte par une *lame de tissu conjonctif* souvent mince et délicate qui laisse voir par transparence les gros vaisseaux veineux qui rampent à sa surface, intimément adhérents à l'enveloppe fibreuse propre à la glande. Cette lame mince n'est autre que le feuillet viscéral de l'aponévrose moyenne du cou, tandis que le tissu dans lequel rampent les veines appartient en propre à la glande : c'est sa capsule propre, elle envoie des prolongements dans son épaisseur, elle est l'analogue de la capsule de Glisson pour le foie, de la capsule de Malpighi des reins. Un bon nombre d'auteurs en donnant à la lame aponévrotique le nom de capsule, de capsule externe, ont amené dans la terminologie des procédés d'extirpation une confusion d'où il est difficile de sortir ; Wölfler lui-même dans sa comparaison des procédés de Billroth et de Kocher me paraît n'y avoir pas échappé. Une disposition commune à bon nombre de goitres a contribué encore à embrouiller cette question ; je veux parler des goitres circonscrits, enkystés. Il faut donc bien nous entendre sur les termes et je désignerai par celui de capsule uniquement la *capsule propre*, qui fait en quelque sorte partie intégrante de la glande ; je don-

nerai à la lame mince qui la recouvre le nom d'*enveloppe aponévrotique* et enfin à la capsule propre doublée d'une couche plus
ou moins épaisse de tissu glandulaire, recouvrant les tumeurs
enkystées solides ou liquides, celui de *capsule glandulaire*.
J'adopte entièrement la manière de voir sous ce rapport de
Burckhardt, de Socin, de Bérard.

Dans toutes les opérations dirigées contre le goitre il est
indiqué d'inciser l'enveloppe aponévrotique afin de mettre à nu
la glande malade d'une façon immédiate; c'est le moyen de ne
pas s'égarer dans les actes suivants, d'éviter les lésions d'organes
voisins. Actuellement l'accord me paraît fait sur ce point et je
crois que les divergences d'opinions ou de technique que l'on
a voulu établir entre les opérateurs, particulièrement entre
Billroth et Kocher, provenaient de la confusion existant dans les
termes. L'incision de l'enveloppe aponévrotique doit être faite
avec précautions, quelquefois sur la sonde cannelée, la sonde à
goitre (Kropfsonde de Kocher) ou le doigt, afin de ne pas déchirer
les veines thyroïdiennes. Dans les goitres simples, vierges d'injections, non enflammés, cette incision, cette mise à nu du goitre,
ne présente pas de difficultés. Il en est tout autrement dans le
cas contraire et alors la séparation de l'aponévrose d'avec la capsule propre peut devenir impossible; les difficultés de l'opération
en sont accrues.

Nous sommes maintenant sur la tumeur et si l'opération a été
bien conduite la perte de sang a été insignifiante.

C'est ici que les différences commencent et nous allons aborder
la technique des différentes opérations : *extirpation totale, extirpation partielle, résection, énucléation, exothyropexie, dislocation,
opérations combinées et variantes des opérations principales*; nous
mettons à part les *ligatures atrophiantes*.

EXTIRPATION TOTALE

C'est surtout à Rose que l'on doit le nombre assez considérable
d'extirpations totales autrefois pratiquées. Il avait en effet avancé
dans son mémoire de 1878 que l'extirpation partielle exposait
presque fatalement à la récidive et que la mortalité de l'extirpation totale n'était pas plus élevée que celle de l'extirpation partielle. Ces deux assertions ne se trouvent pas conformes à la réalité dans la généralité des cas. Je montrerai que les récidives
nécessitant une seconde opération sont rares et que la mortalité
de l'extirpation totale est très supérieure à celle des autres procédés, mais il y a plus : Quelques années après le travail de Rose
on s'aperçut qu'il n'était pas sans dangers d'enlever cette glande

dont les fonctions nous étaient, il faut le dire, totalement inconnues et vous savez la part que j'ai prise à la découverte de ce fait capital que j'ai signalé dès le mois de septembre 1882. Après quelque résistance, l'on dut bien convenir que l'extirpation totale devait être évitée; je reviendrai du reste sur cette question. Il sera donc inutile de décrire la technique de l'extirpation totale; elle était du reste absolument semblable à celle de l'extirpation partielle, sauf que les deux lobes étaient successivement isolés et que l'isthme au lieu d'être sectionné était séparé prudemment de la trachée.

EXTIRPATION PARTIELLE

Je décrirai dans ce paragraphe tout ce qui concerne l'extirpation unilatérale; les cas dans lesquels on enlève non seulement un lobe mais une partie de l'autre rentrent à mon avis dans les opérations combinées (extirpation-résection). J'adopte sous ce rapport la manière de voir de Wölfler et j'entends par extirpation unilatérale celle dans laquelle les deux thyroïdiennes d'un côté sont seules liées, la séparation sur la ligne médiane ayant d'ailleurs lieu en dedans, en dehors ou sur le milieu de l'isthme.

Reprenons maintenant notre description après l'incision de l'enveloppe aponévrotique; le premier temps à exécuter est maintenant de luxer le lobe thyroïdien. Pour cela les doigts ou la sonde à goitre sont introduits dans l'incision; le doigt étant un instrument intelligent et dont les méfaits au point de vue de l'infection ont été, je crois, fort exagérés, je le préfère à la sonde.

Donc le doigt contourne la tumeur, la sépare avec ménagement et la soulève peu à peu hors de la plaie. Il est préférable, pour peu que le goitre s'accompagne de troubles respiratoires, d'aller d'abord dégager le pôle inférieur plongeant ou non derrière le sternum et de passer ensuite au supérieur; il faudra en tout cas éviter de diriger le doigt du côté de la thyroïdienne inférieure et du récurrent. Telle est la méthode la plus généralement adoptée. Poncet préfère procéder à la luxation en sens inverse, et commencer par l'isthme sectionné au début, puis luxer la tumeur de dedans en dehors; cette manière de faire a pour but d'éviter le danger d'aplatissement de la trachée auquel exposerait, d'après Bérard, le procédé ordinaire.

Le goitre luxé et sauf complications (adhérences, grosse tumeur rétrosternale), cette luxation est ordinairement possible, il faut procéder à la ligature des veines et des artères. Les veines se présentent d'abord, à part celles qui accompagnent les deux troncs artériels, et seront liées en même temps que ces artères.

Tous les chirurgiens à peu d'exceptions près sont d'accord sur la nécessité de faire sur chaque veine bien isolée une double ligature et de la couper entre deux, seule manière d'éviter le danger d'entrée de l'air. Il faut absolument lier ces veines en dehors de la capsule propre et éviter avec soin de blesser celle-ci dans laquelle elles rampent, sous peine d'hémorragies difficiles à arrêter et dangereuses, gênant le chirurgien dès le début de l'opération et l'exposant à mal voir et à léser les organes voisins.

Vient le tour des artères. Il n'y a pas grande importance à commencer par l'une ou l'autre. Pas de divergences pour la ligature de la thyroïdienne supérieure; elle est facile à trouver à la pointe du lobe. On peut l'isoler ou non de sa veine (je préfère la première manière de faire), l'une et l'autre sont liées deux fois et coupées entre deux. La ligature doit être bien serrée et placée bien perpendiculairement au vaisseau; on a observé plusieurs cas d'hémorragies secondaires dues au glissement de ces ligatures, raison de plus pour isoler les deux vaisseaux et ne pas les lier comme un pédicule commun. La ligature de la thyroïdienne inférieure a donné lieu à de nombreuses recherches : les rapports que son tronc ou ses branches affectent avec le récurrent pendant le trajet horizontal du vaisseau et après son passage sous la carotide, jusqu'à son entrée dans la glande, et le voisinage immédiat du récurrent et du goitre au-dessus de ce point jusqu'au muscle cricothyroïdien, rendent ce temps de l'opération particulièrement délicat. Les lésions variées du récurrent, section, ligature, tiraillements, contusion, sans compter les effets de l'imbibition du nerf par les antiseptiques à l'époque où on les employait *larga manu*, les conséquences plus ou moins graves de ces lésions, la mort par spasme de la glotte (Richelot), les troubles de la phonation définitifs (aphonie ou dysphonie) ou la simple raucité passagère de la voix, ont amené les chirurgiens à prêter à la technique de cette ligature une attention particulière. Les uns avec Billroth et ses élèves, pour éviter de léser le nerf, conseillent de lier l'artère ou ses branches le plus près possible de la tumeur au moment où elles y pénètrent; les autres sans se fier à cette précaution veulent que l'on mette à nu le nerf avant de placer les doubles ligatures; Kocher s'éloigne du point dangereux en découvrant l'artère immédiatement au bord interne de la carotide et pour plus de précautions n'y place qu'une seule ligature et ne coupe pas le vaisseau. Aucun de ces procédés ne met absolument à l'abri des lésions du récurrent, les faits cliniques le montrent à l'évidence.

En étudiant ce sujet, je me suis demandé si, en utilisant l'incision transversale de Kocher, on ne pourrait peut-être pas sans trop de difficultés découvrir l'artère plus en dehors, sur le bord interne du scalène. J'ai vérifié un bon nombre de fois sur le cadavre la possibilité de l'opération et voici comment il faut procéder : l'incision est faite de façon à passer sur la ligne médiane à deux doigts au-dessus de la fourchette et à se terminer sur le milieu de la largeur du sternomastoïdien à la hauteur du cricoïde, le muscle sternomastoïdien découvert, son bord interne est libéré et fortement attiré en dehors tandis que les muscles sous-hyoïdiens, la thyroïde, la carotide et la jugulaire sont maintenus en dedans ; la partie tendineuse de l'omoplatohyoïdien correspond assez exactement au point où l'artère doit être liée, le tendon coupé ou écarté on aperçoit un petit amas de tissu conjonctif adipeux qui masque le scalène ; celui-ci reconnu on déchire son aponévrose sur son bord interne et on découvre le vaisseau à environ un centimètre au-dessous du tubercule carotidien. Ce tubercule facile à sentir est un bon guide à utiliser. Il faut ne pas s'égarer en dedans du bord du scalène à cause du voisinage du sympathique. Je n'ai pas eu l'occasion d'exécuter l'opération sur le vivant ; il me semble qu'elle mérite d'être étudiée puisque nous sommes certains en l'exécutant d'éviter les lésions du tronc du récurrent. Les autres méthodes, celle de Kocher surtout, je crois, donnent il est vrai des garanties, mais celles-ci ne sont pas absolues, les faits le montrent.

Il est probable que les troubles de la voix observés dans les cas où le récurrent a été vu et sûrement respecté, s'expliquent soit par de simples tiraillements, quand ces troubles sont passagers, soit par des lésions du nerf au-dessus du siège de la ligature. C'est pour cette raison qu'il faut avoir bien soin dans cette région dangereuse d'aller prudemment en se tenant de près à la tumeur. Nous allons voir tout à l'heure un autre moyen d'éviter les lésions récurrentielles à ce niveau.

S'il y a une thyroïdienne de Neubauer, et il faut y penser, on la liera dès qu'on l'aura vue.

Les ligatures terminées la tumeur ne tient plus que par l'isthme. Celui-ci varie en largeur et en épaisseur ; s'il est petit on peut le couper avec le bistouri ou les ciseaux, en pinçant à mesure les artérioles et en prenant garde à celles qui courent sur ses deux bords supérieur et inférieur, puis on le détachera prudemment de la trachée. S'il est volumineux il est préférable de le transformer en plusieurs pédicules, chaque pédicule est coupé entre deux pinces et lié de chaque côté. Je ne crois pas que pour ce temps opératoire il soit utile ni bon de se servir du thermocautère ou du galvanocautère ; les garanties que nous donnent ces instruments ne valent pas celles de bonnes ligatures.

Procédé de Kocher. — Dans les procédés que je viens d'indiquer la face latérale de la trachée est mise à nu aussi bien que sa partie antérieure. Dans le but d'éviter la lésion du récurrent à ce niveau, Kocher a introduit la modification suivante : la sonde à goitre est passée entre l'isthme et la trachée, une double ligature faite sur l'isthme qui est coupé entre deux; la main gauche soulève alors la tumeur qui ne tient plus que par ses attaches avec les parties latérales de la trachée et on coupe au-devant en plein tissu thyroïdien liant à mesure les petits vaisseaux; il reste ainsi une petite partie de tissu recouvrant le récurrent précisément au niveau de sa pénétration sur les parties latérales du larynx.

Procédé de Wolff. — J. Wolff a cherché à faire prévaloir un procédé qu'il a employé un assez grand nombre de fois et qui consiste à faire exercer pendant l'opération la compression digitale sur les vaisseaux ouverts et à se passer, celle-ci terminée, complètement de ligatures ou au moins à en réduire le nombre à quelques-unes (Wolff aurait opéré 6 cas sans une seule ligature). Pendant que les aides compriment en un point l'opérateur continue son travail dans un autre. Malgré l'insistance de son auteur ce procédé n'a pas fait fortune et je me joins à ceux qui le considèrent comme dangereux.

Le même chirurgien n'a pas eu plus d'imitateurs pour son procédé en deux temps ou plutôt en deux séances, consistant à extirper une partie de la tumeur, puis quelque temps après l'autre; ce procédé ne peut être considéré que comme un expédient pour quelques cas exceptionnels.

Procédé de Doyen. — Doyen a bien voulu me communiquer tout dernièrement un travail encore inédit sur son procédé de thyroïdectomie rapide dont voici la description sommaire. L'opération se divise en trois temps.

Premier temps : incision transversale de la peau suivant un des plis du cou, ligature des veines coupées, section transversale des muscles sous-hyoïdiens (au besoin du faisceau interne du sternomastoïdien), et de l'aponévrose moyenne.

Deuxième temps : luxation de la tumeur hors de la plaie, ce qui ne demande que 15 ou 20 secondes; en cas d'hémorragie tamponnement avec des compresses.

Troisième temps : libération de la tumeur, hémostase; les pédicules vasculaires supérieur, inférieur (et moyen, si ce dernier existe) sont libérés avec les doigts et écrasés avec la pince clamp vasiotribe de l'auteur; une ligature à la soie est nouée sur la partie écrasée, une pince courbe placée plus près du goitre et le pédicule coupé entre deux.

Suivant les cas un seul lobe ou tous deux sont enlevés; dans

cette dernière alternative la partie la plus saine de la glande est
conservée pour éviter le myxœdème; la pince clamp sert alors
à écraser le tissu glandulaire entre la partie enlevée et celle qui
est gardée.

Les faits nous manquent jusqu'ici pour juger la valeur de ce
procédé; je craindrais toutefois qu'entre des mains moins habiles
il ne soit d'une application dangereuse et je n'y vois aucune précaution prise pour éviter les lésions du récurrent; l'isolement
avec les doigts du pédiculé inférieur et l'écrasement de celui-ci
me paraissent des manœuvres périlleuses pour le nerf.

Le *morcellement*, appliqué par Péan à la thyroïdectomie
comme à beaucoup d'autres opérations, ne paraît avoir guère été
employé que par son auteur; dans quelques cas rares, il rendra
peut-être quelques services à un opérateur inexpérimenté, dans
la plupart il me paraît être, maintenant que la technique de l'extirpation est bien réglée, qu'une complication inutile ou dangereuse pour les organes voisins du goitre. Ce fût une ressource,
mais elle a fait son temps.

RÉSECTION

Déjà autrefois avant la découverte des accidents consécutifs à
la suppression totale de la thyroïde quelques procédés opératoires méritant le nom de résection avaient été exécutés; résection
de l'isthme pour dégager la trachée (Kelburne, King, Gibb), ablation de parties saillantes au-devant de ligatures, etc. (Hamilton,
Green), mais c'est la préoccupation de pouvoir laisser une partie
de la glande lorsque ses deux lobes sont malades qui a été l'occasion de la réapparition de ce procédé opératoire. Il consiste essentiellement à enlever une partie de la thyroïde entre deux parties
restantes de celle-ci, ces parties restantes pouvant du reste varier
de siège et d'importance.

Billroth laissait un fragment de l'un ou l'autre lobe ou des deux
au niveau de la corne supérieure, fragment appendu au pédicule
vasculaire. Sydney Jones proposa de revenir, en raison des dangers de l'extirpation totale, à la résection de l'isthme, particulièrement avantageuse quand la trachée est comprimée par celui-ci.
Hahn au contraire laissait une partie de la tumeur au-devant et
sur les côtés du conduit excisant tout le reste. Mais c'est surtout
à Mikulicz que nous devons l'introduction dans la chirurgie du
goitre d'une technique de résection bien réglée. Sa première opération lui fut suggérée par un cas où l'un des lobes enlevés il
s'aperçut que l'autre comprimait la trachée; il en réséqua la plus
grande partie, ne laissant qu'un moignon gros comme une noix

appendu au pédicule vasculaire formé par les vaisseaux thyroïdiens inférieurs. Il avait répété cette opération 8 fois lorsqu'il en fit une description dans le *Centralblatt für Chirurgie* en 1885.

Voici la technique de Mikulicz : Incision oblique ou médiane avec une seconde incision le long de la grande corne; isolement du lobe avec des instruments mousses; séparation de l'isthme d'avec la trachée et double ligature de celui-ci, séparation du tissu thyroïdien d'avec la partie antérieure et latérale du conduit à petits coups de ciseaux sans aller trop en arrière pour éviter le récurrent. Alors, tandis qu'un assistant comprime les vaisseaux qui pénètrent dans l'isthme sur ses côtés, l'opérateur fend en long le pédicule formé par les attaches du goitre au niveau des vaisseaux thyroïdiens inférieurs et à la partie latérale de la trachée en plusieurs pédicules secondaires; chacun de ces pédicules est fortement saisi dans une pince et une ligature placée; tous les pédicules liés, on coupe au-devant du fil et il reste un fragment au moins du volume d'une noix appendu à la thyroïdienne inférieure et remplissant le sillon qui borde la trachée.

Telle est l'opération de Mikulicz.

Procédé de Hahn. — Hahn a communiqué au Congrès des chirurgiens allemands de 1887 un procédé différent. Il consiste essentiellement à lier la ou les thyroïdiennes supérieures, et celle de Neubauer si elle existe, et à saisir dans une pince dont les mors sont garnis d'un tube de caoutchouc l'artère thyroïdienne inférieure; l'on incise alors la capsule et l'on enlève à coups de ciseaux des fragments de la tumeur, ce qui se fait sans hémorragie.

Procédé d'Ostermayer. — Le procédé publié en 1896 par Ostermayer consiste à saisir les parties malades, à les attirer en avant, à placer derrière elles une forte pince courbe; celle-ci enlevée, on lie dans le sillon qu'elle a tracé en plusieurs portions et on coupe devant.

Procédé de Zoege von Manteuffel. — Enfin tout dernièrement Zoege von Manteuffel (*Centralblatt für Chirurgie*, 1898) a indiqué une nouvelle technique. Mise à nu du goitre et libération jusqu'à sa base; ligature et section de l'isthme; l'aide comprime alors les artères thyroïdiennes supérieure et inférieure entre le pouce et l'index ou les deuxièmes et troisièmes doigts de chacune de ses mains, et l'opérateur enlève des fragments de la tumeur en forme de tranches de melon, sans hémorragie, à condition de ne pas dépasser en arrière les limites de la glande. On rapproche les faces de la brèche par une suture continue profonde et il ne se produit ni hémorragie ni hématome malgré l'absence de ligatures.

Signalons enfin deux cas de Brun's indiqués dans le travail de Bergeat où la partie moyenne d'un lobe fut seule enlevée et les deux parties restantes appendues aux deux thyroïdiennes intactes suturées ensemble avec succès.

J'ai ainsi énuméré les différents procédés successivement imaginés de la méthode de la résection.

ÉNUCLÉATION INTRAGLANDULAIRE

L'énucléation intraglandulaire paraît avoir été découverte par Porta et a été exécutée par ce chirurgien dès 1840; depuis lors elle fut exécutée par Billroth, Wolff, et par nous-mêmes dans des cas de goitres solides, par Kottmann et Burckhardt pour des kystes, mais c'est à Socin que nous devons de l'avoir généralisée pour les tumeurs solides; Socin a montré en effet qu'elle pouvait être exécutée dans un grand nombre de cas et il en a réglé la technique. Cette opération est basée sur le fait déjà signalé au début de ce rapport de l'existence des goitres enkystés. Enlever la tumeur en l'extrayant de la coque glandulaire qui l'enveloppe, tel est l'objectif du procédé et son avantage est de laisser toutes les parties actives de la glande.

Voici comment l'opération s'exécute : la tumeur mise à nu et simplement exposée entre les lèvres de la plaie ou luxée comme certains le préfèrent, ce que je crois inutile dans bon nombre de cas, on l'incise à petits coups parallèlement à son grand diamètre et l'on arrive à une plus ou moins grande profondeur sur la tumeur, ce qui se reconnaît en général assez facilement à un changement de coloration et d'apparence; le doigt ou un instrument mousse est alors introduit par cette incision, suffisamment agrandie, entre la tumeur et sa coque et les sépare l'une de l'autre; la tumeur est extraite de son enveloppe comme un noyau de l'intérieur d'un fruit. L'enveloppe saigne plus ou moins abondamment et sa cavité se remplit de sang; on peut ou bien la tamponner quelques instants avec de la gaze, puis enlever le tampon et pincer les vaisseaux qui donnent encore, ou bien procéder à l'hémostase immédiatement, cela dépend des cas. Toujours est-il que pour bien voir il faut aller chercher avec une pince, en évitant la région du récurrent, le fond du sac glandulaire vidé de son contenu et le retourner; l'hémostase devient dès lors facile. La suture de la poche à points séparés ou continus en un ou plusieurs étages, avec ou sans placement d'un drain (je préfère pour ma part le drainage), assure contre toute perte de sang ultérieure.

Avant de porter le bistouri sur la capsule glandulaire on aura eu soin de placer deux pinces sur les vaisseaux qui pourraient se trouver sur le trajet de l'incision et à mesure que l'on agrandit cette incision il est bon de repérer ses lèvres avec quelques pinces, ce qui facilitera la suture terminale. L'épaisseur de la couche à inciser est très variable, plus souvent mince qu'épaisse du reste; lorsque le nodule est profondément enfoui, il faudra pénétrer hardiment mais prudemment jusqu'à ce que l'on soit sans hésitation sur sa mise à nu. Si l'on a des doutes, c'est que l'on n'est pas encore sur la tumeur, comme l'a très bien dit A. Reverdin.

Pendant le travail d'énucléation proprement dit vaut-il mieux aller vite ou lentement? Je me range avec Wölfler à cette dernière manière de procéder, plus sûre pour ne pas s'égarer et ayant je crois l'avantage d'étirer les vaisseaux avant leur rupture.

Dans le cas fréquent de nodules multiples on peut souvent énucléer successivement plusieurs d'entre eux par la même incision capsulaire ou exceptionnellement on pourra faire plusieurs incisions capsulaires. Le nombre des nodules enlevés ainsi peut être considérable (3 kystes et 18 nodules dans un cas de Brun's).

Procédé de Bose. — Une modification à cette technique a été apportée par Bose et se trouve décrite dans le *Centralblatt für Chirurgie*, 1889. Voici en quoi elle consiste : la tumeur est mise à nu, luxée, maintenue, élevée, ce qui l'anémie; un tube élastique du volume du petit doigt est serré autour de sa base au delà de son grand diamètre, mais en évitant de le placer trop profondément; on peut alors inciser la capsule, énucléer le ou les nodules, sectionner les adhérences s'il en existe, le tout sans hémorragie; le tube enlevé, l'on désinfecte la cavité, et l'on place trois plans de suture au catgut. On peut opérer en deux séances si les deux lobes sont malades.

La préoccupation de l'hémorragie pendant l'énucléation a inspiré à quelques chirurgiens la combinaison de celle-ci avec la ligature des artères thyroïdiennes; Roux, si je ne fais erreur, emploie parfois cette association et Niehans m'écrit que, faisant actuellement soit la résection, soit l'énucléation ou leur combinaison, il ferme toujours avec des pinces les artères dénudées pendant l'énucléation pour les enlever après. C'est en somme l'idée de Hahn transportée à l'énucléation. Je ne crois pas que ces deux manières de faire soient heureuses; la première ne risque-t-elle pas de compromettre la vitalité de la capsule glandulaire, qui, bien que conservée, sera au moins pendant quelque temps mal nourrie; les pinces placées provisoirement sur les thyroïdiennes sont-elles sans danger pour ces artères particulièrement fragiles? D'ailleurs dans l'un et l'autre procédé, le récurrent est exposé. Mieux vaut, je crois, si l'hémorragie est par trop abondante, abandonner franchement l'énucléation commencée pour l'extirpation.

Nous pouvons rapprocher de l'opération de Porta-Socin deux procédés qui s'en rapprochent en ce sens que les parties périphériques de la tumeur sont respectées, l'évidement de Kocher (évacuatio strumæ) et l'énucléation massive de Poncet.

Évidement (Kocher). — Mise à nu de la tumeur, incision jusque dans le ou les nodules, évidement avec les doigts ou la cuiller des deux moitiés; procédé très expéditif, indiqué dans les cas où les adhérences rendent l'extirpation difficile, mais ne pouvant d'après son auteur être généralisé à cause de l'impossibilité de bien enlever toutes les parties malades et à cause de l'hémorragie.

Énucléation massive (Poncet). — Mise à nu de la tumeur; incision de la capsule glandulaire jusqu'à ce que l'on trouve un plan de clivage, énucléation en masse des parties malades en restant autant que possible en dedans de la capsule, mais en en sortant parfois s'il y a des adhérences trop intimes et en enlevant avec les nodules les parties saines qui les entourent au lieu d'énucléer chaque nodule isolément comme Socin. Après l'opération, suture hémostatique des restes de la capsule, Poncet insiste beaucoup sur les avantages de cette suture.

EXOTHYROPEXIE

Le 20 février 1892, M. Gangolphe, appelé d'urgence auprès d'un jeune homme en état de mort apparente par le fait d'un goitre rétrosternal suffocant, tente d'aborder directement la trachée à travers le néoplasme mais y renonce en face des difficultés de l'hémostase, luxe une partie de la tumeur en dehors de la plaie, fait la trachéotomie et jugeant que l'extirpation présente de grands dangers en reste là, pensant que le goitre servira d'attelle à la trachée ramollie; la tumeur diminue peu à peu de volume, la cicatrisation se fait et le malade reste guéri.

Quelques mois plus tard, Jaboulay exécutait une opération analogue, sans trachéotomie toutefois et, nous dit-il, en se basant sur une idée théorique; il pensait pour diverses raisons que le goitre devait, une fois exposé en dehors de la plaie, s'atrophier. L'opération à laquelle Jaboulay et Poncet ont donné le nom d'exothyropexie devrait être nommée opération de Gangolphe-Jaboulay plutôt que opération de Jaboulay comme quelques-uns l'ont baptisée.

Voici, d'après Jaboulay, la manière de procéder.

Incision médiane du cricoïde au sternum, en évitant la jugulaire antérieure, incision de la ligne blanche cervicale; avec les doigts on écarte les muscles sous-hyoïdiens et on pénètre jusqu'aux limites des lobes latéraux; si cela est nécessaire on coupe transversalement peau et muscles transformant l'incision simple en incision cruciale; luxation successive des deux lobes (exceptionnellement d'un seul coup par pression d'arrière en avant avec les pouces), on aura soin d'éviter les pédicules vasculaires et la région du récurrent, c'est donc à la partie moyenne des lobes latéraux que les pressions doivent être exercées.

En suivant ces indications la luxation du goitre s'effectue ordinairement sans accidents, mais il y a des exceptions à cette règle, particulièrement d'après Poncet dans les goitres circulaires; si l'on cherche à luxer une tumeur de cette espèce la traction sur la partie rétrotrachéale a pour effet de couder et de comprimer la trachée, d'où suffocation dangereuse; il faut alors s'empresser, ainsi le conseille Poncet, de réintégrer la tumeur à sa place. Dans des cas de ce genre l'on a vu néanmoins le goitre diminuer de volume et Poncet ainsi que Jaboulay ont profité de cette observation pour substituer, dans les cas qui ne se prêtent pas à l'exothyropexie, la simple mise à l'air. On aurait ainsi obtenu quelque résultats favorables.

OPÉRATIONS COMBINÉES

Depuis que nous savons que l'extirpation totale doit être évitée la conduite à tenir, lorsque les deux lobes ainsi que l'isthme sont simultanément atteints par la maladie, a exercé la sagacité et le génie inventif des chirurgiens; nous avons vu apparaître la résection, l'énucléation avec leurs variantes, mais il nous reste encore à dire quelques mots de méthodes combinant entre eux les différents procédés, extirpation, résection, énucléation et trouvant leurs applications dans les cas difficiles de lésions étendues de la thyroïde.

Les combinaisons possibles sont nombreuses et chaque chirurgien aux prises avec les cas embarrassants pourra sans doute en utiliser de nouvelles.

La première résection de Mikulicz était précisément une opération combinée; l'un des lobes extirpé, il s'aperçut que l'autre plongeant derrière le sternum ne pouvait être laissé; il imagina alors de l'extirper aussi, mais en en laissant un fragment appendu à la thyroïdienne inférieure; c'était une *extirpation-résection* qu'il venait de faire.

Supposons le cas où le lobe droit est extirpé et où le chirurgien énuclée de l'isthme ou de l'autre lobe un ou plusieurs nodules adénomateux, ce sera une *extirpation-énucléation*. Enfin si l'on pratique d'un côté la résection et sur les parties restantes l'énucléation ce serait une *résection-énucléation*.

Après les descriptions des opérations typiques qui précèdent il me paraît inutile de plus insister sur ces combinaisons. Ce n'est pas le moins du monde que je méconnaisse leur valeur, bien au contraire, ce sont des ressources précieuses dans les cas où la maladie est étendue. Nous pouvons seulement dire que l'on devra dans l'adoption de telle ou telle combinaison opératoire tenir compte en premier lieu de la nécessité de laisser une suffisante quantité de tissu thyroïdien en place et ensuite de choisir les moyens qui nous mettent le mieux à l'abri des lésions d'organes importants.

DISLOCATION DU GOITRE (WÖLFLER)

Wölfler a tout récemment décrit sous le nom de dislocation du goitre une opération qui consiste à déloger une partie du goitre comprimant les organes voisins et à la fixer au moyen de la suture en un point tel que les phénomènes de compression soient arrêtés, la plaie étant d'ailleurs fermée par-dessus la tumeur disloquée. Il a eu quatre fois l'occasion de procéder ainsi et donne de sa méthode les indications suivantes : 1° récidive après extirpation unilatérale et nécessitant une nouvelle intervention; 2° compression bilatérale du conduit aérien (extirpation d'un lobe et dislocation de l'autre); 3° compression unilatérale due à un lobe laissé, l'autre ayant été extirpé dans l'idée erronée qu'il était la cause des accidents; 4° situation soussternale d'une thyroïde hypertrophiée d'une façon diffuse chez un jeune sujet.

LIGATURES ATROPHIANTES DES ARTÈRES

Je ne puis passer sous silence cette méthode, quoique d'après l'opinion à peu près générale des chirurgiens qui, depuis Wölfler, l'ont expérimentée, elle doive être réservée presque exclusivement pour les goitres exophtalmiques. Il paraît bien démontré qu'elle échoue dans les goitres kystiques, les goitres fibreux, la plupart des adémones et n'est réellement efficace que dans les goitres vasculaires. D'un autre côté, l'opération est dans les cas où la tumeur est volumineuse plus difficile que les interventions directes, et laisse sur le cou quatre cicatrices au lieu d'une; elle ne peut être, je crois, qu'une méthode d'exception ou un adjuvant dans quelques cas.

Imaginée par Von Walther au commencement du siècle, elle

était tombée dans un oubli presque complet et nous devons à Billroth et surtout à Wölfler de l'en avoir tirée.

Il paraît acquis, quoique la statistique de cette méthode soit encore peu nombreuse, que pour donner des résultats, c'est-à-dire, pour amener l'atrophie de la tumeur, les quatre thyroïdiennes doivent être liées simultanément; il paraît aussi démontré que ces ligatures n'amènent pas d'accidents myxœdémateux, contrairement aux craintes de Kocher. Ce chirurgien qui applique la méthode dans le goitre exophtalmique ne lie que trois artères sur quatre.

Wölfler a montré expérimentalement que la ligature simultanée des quatre artères chez le chien n'amène dans la glande aucun phénomène de gangrène et les faits cliniques indiquent qu'il en est de même chez l'homme; il reste en effet malgré tout une circulation collatérale suffisante pour la prévenir.

Les procédés de ligature des deux thyroïdiennes ne peuvent être décrits ici dans tous leurs détails. Quelques mots seulement sur ce sujet : il n'y a pas de divergences à propos de la thyroïdienne supérieure, c'est entre la grande corne en haut, le bord externe de l'omohyoïdien et le bord interne du sternomastoïdien qu'on va à sa recherche, facilitée du reste sur le vivant par ses pulsations. La ligature de la thyroïdienne inférieure a donné lieu à discussion. Tandis que Kocher découvre l'artère comme le faisait Velpeau en dedans de la carotide, la plupart des autres chirurgiens vont à sa recherche sur le bord interne du scalène antérieur (Rydygier, Wölfler, Drobnik) en incisant les téguments sur le bord postérieur du sternomastoïdien; il y a moins à craindre ainsi de léser soit le récurrent, soit le sympathique. Autre divergence : tandis que Rydygier lie le vaisseau à sa partie inférieure dans un profond entonnoir creusé avec le doigt, Wölfler conseille de le dénuder plus haut au moment où il se recourbe pour devenir horizontal.

Dans les recherches dont j'ai déjà parlé, en combinant l'incision horizontale de Kocher avec la découverte de la thyroïdienne inférieure sur le bord interne du scalène, il m'a semblé que le point indiqué par Wölfler est à la fois le plus précis, le plus facilement abordable et le moins dangereux au point de vue des organes voisins. En ce qui concerne les nerfs, on a aussi l'avantage en s'éloignant de la carotide de s'éloigner en même temps de l'anse de l'hypoglosse et de ses branches. Enfin nous avons pour sa recherche deux points de repère superposés et précis, le tendon de l'omohyoïdien et le tubercule carotidien. Si l'on exécute les ligatures artérielles il faudra ne pas oublier la remarque de Billroth relative à la facilité avec laquelle elles se déchirent et qui l'avaient amené à ne placer qu'un seul fil au lieu de deux.

La réalité de cette fragilité remarquable a été récemment vérifiée et sa pathogénie discutée.

TRAITEMENT CHIRURGICAL DES KYSTES DE LA THYROIDE

Dans les pages précédentes nous avons énuméré et décrit les opérations dirigées contre les goitres, quelle que soit leur nature solide ou liquide. Il me reste à indiquer certaines méthodes qui ne s'appliquent qu'aux kystes. Je passerai rapidement sur celles qui n'ont pour ainsi dire plus qu'un intérêt historique.

Ponction simple. — La ponction simple ne peut, comme dans les kystes en général, donner de résultat durable, elle expose dans ceux de la thyroïde à des accidents plus ou moins graves qui doivent la faire rejeter : hémorragie des parois ou dans la poche, suppuration et leurs conséquences.

Ponction et injection. — La ponction suivie d'injection irritante, de teinture d'iode en particulier, ne donne de résultats curatifs que dans les kystes à parois minces pouvant revenir sur elles-mêmes, et encore ce bénéfice n'est-il ordinairement acquis qu'après des injections répétées. Dans les autres cas, l'injection iodée est le plus souvent inefficace ou dangereuse; inefficace parce que les parois épaisses, assez souvent incrustées de sels calcaires, ne peuvent se rétracter, dangereuse par les phénomènes de gonflement inflammatoire qu'elle provoque, avec leurs conséquences, compression de la trachée, des nerfs, accidents pouvant être mortels; dangereuse aussi à plus forte raison dans les goitres kystiques hémorragiques.

Drainage. — Méthode supérieure théoriquement à la ponction en ce sens que le libre écoulement du contenu est assuré, mais combien cette confiance peut être trompée; il suffit de se rappeler les dispositions topographiques de bon nombre de kystes thyroïdiens pour le comprendre.

Incision. — Véritable progrès à l'époque où elle a été introduite dans la chirurgie des goitres kystiques, l'incision, sous le couvert des données de l'antisepsie, peut encore rendre des services dans certains cas : kystes adhérents, fistuleux, se prêtant mal à l'énucléation.

Je range dans un même paragraphe l'incision simple (Beck) et l'incision perfectionnée par la suture des bords de la poche à la peau sans résection d'une partie de celle-ci ou avec résection (Chelius, Billroth). La suture à la peau est une garantie contre les propagations inflammatoires dans le voisinage à ne pas négliger.

Rapprochons de l'incision et saluons en passant comme une méthode, dont nous pouvons nous passer mais qui a certainement autrefois sauvé des vies humaines, l'ouverture des kystes par les caustiques et n'oublions ni Bonnet ni Vallette de Lyon.

Énucléation. — C'est au traitement des kystes que l'énucléation a été en premier lieu appliquée d'une façon méthodique et elle a peu à peu supplanté les autres méthodes. Je n'ai que peu de mots à ajouter à ce que j'ai déjà dit de la technique de cette méthode opératoire, elle est la même qu'il s'agisse de tumeur solide ou liquide; elle est dans ce dernier cas en général plus facile.

Remarquons d'abord que l'hémorragie opératoire est en tout cas moins abondante, quelquefois des plus minimes. Les limites des kystes sont aussi plus nettes et le doigt risque moins de s'égarer; on peut avoir, il est vrai, quelques difficultés pour les kystes déflorés par un traitement préalable, cautérisations, injections. Il arrive assez souvent que la poche crève pendant les manœuvres d'énucléation; cet incident qui m'est arrivé quelquefois a toujours été sans conséquences fâcheuses. On peut d'ailleurs, si l'on veut, vider le kyste mis à nu par une ponction, fermer la piqûre avec une pince et extraire la poche comme un ballon dégonflé. Si l'on a des raisons de douter de l'état aseptique du contenu on fera bien de recourir à cette petite manœuvre.

L'énucléation des kystes permet, seule de toutes les méthodes que je viens d'énumérer, d'obtenir un résultat certain au point de vue de la guérison et cela en un temps aussi court que possible. C'est donc la méthode de choix pour ce genre de tumeur.

PANSEMENT, TRAITEMENT CONSÉCUTIF

Quelle que soit l'opération pratiquée, à part celles faites pour goitres enflammés, dont nous parlerons plus tard, la grande majorité des chirurgiens recherche la réunion par première intention; elle donne la guérison la plus rapide et la cicatrice la plus parfaite. Les uns drainent toujours, de parti pris, d'autres au contraire ne le font que tout à fait exceptionnellement, d'autres encore sont plus éclectiques et se conduisent tantôt d'une façon, tantôt de l'autre. Wölfler se prononce pour le drainage, Niehans ne draine presque jamais, Roux sur 192 opérations a drainé 142 fois. Pour ma part je partage la manière de voir de Wölfler et je crois que le drainage laissé pendant vingt-quatre ou quarante-huit heures, quelquefois un peu plus longtemps encore, est une garantie sans inconvénients sérieux. Je pense, d'autre part, que l'on peut presque toujours éviter le tamponnement iodoformé et l'abandon de pinces à demeure assez souvent utilisés par Bottini, par Poncet et quelques autres.

Si l'on a placé des drains, ils seront enlevés d'abord et quelques jours plus tard les points de suture; Kocher dit enlever celles-ci au bout de vingt-quatre ou quarante-huit heures et il ajoute que, sauf exceptions rares, en deux fois vingt-quatre heures la plaie est complètement réunie *per primam*! Je crois que l'on peut encore être très satisfait quand ce résultat est obtenu en six ou sept jours. Dans un grand nombre de cas du reste l'opéré n'est pour ainsi dire pas malade, il se lève au bout de vingt-quatre ou quarante-huit heures et, sauf la passagère dysphagie, il ne souffre guère.

Le pansement bien entendu a été antiseptique ou mieux aseptique. La cicatrisation achevée n'est interrompue parfois que par la formation de petits abcès et de fistules provoquées par les sutures perdues ou les ligatures faites à la soie; je n'ai jamais vu cet incident se produire chez mes opérés, le catgut stérilisé par la chaleur nous servant exclusivement à ces usages.

RÉSULTATS DES OPÉRATIONS DE GOITRE

Afin de pouvoir établir d'une façon aussi précise que possible la valeur des différentes opérations que je viens de passer en revue, j'ai pensé pouvoir recourir à l'obligeance des chirurgiens de différents pays en leur adressant le questionnaire que vous connaissez; mon attente n'a pas été trompée et je ne saurais assez remercier les confrères qui ont pris la peine de me répondre; grâce à eux, je suis en mesure de baser mes conclusions sur un nombre respectable de statistiques détaillées et intégrales. Avant de vous en rendre compte, je dois faire remarquer que les résultats auxquels elles amènent sont inférieurs à la réalité et qu'actuellement les accidents, au moins quelques-uns d'entre eux, sont bien moins fréquents encore que ne l'indiquent mes chiffres et voici pourquoi : plusieurs de nos collègues parmi ceux qui m'ont communiqué leurs statistiques intégrales ont commencé leur pratique à une époque déjà reculée, au moment où la méthode antiseptique était encore dans l'enfance et où, relativement aux opérations de goitre, nous en étions à la période de tâtonnements; je vous citerai en particulier les professeurs Socin, Czerny, le docteur Kappeler; les premières opérations de ce dernier remontent à 1868. Je rends également attentif au fait que mes chiffres comprennent les cas les plus variés, les plus graves, se présentant au chirurgien en pleine asphyxie, aussi bien que les cas simples. Les résultats de mon enquête sont réunis dans les deux tableaux suivants. Le premier donne le résumé des statistiques détaillées; le second des statistiques non détaillées qui m'ont été adressées.

I. *Statistiques intégrales détaillées communiquées.*

MÉTHODES OPÉRATOIRES	NOMBRE DES OPÉRATIONS	NOMBRE DES MORTS	MORTALITÉ P. 100	MYXŒDÈME		TÉTANIE		LÉSIONS DES RÉCURRENTS		HÉMOR-RAGIES
				nombre	p. 100	nombre	p. 100	nombre	p. 100	
Extirpation totale............	137	26	18,07	17	12,40	5	3,64	9	6,56	1
Extirpation partielle.............	1212	42	3,46	5	0,41	7	0,57	57	4,70	7
Enucléation (Socin)............	1276	10	0,78	1	0,07	2	0,15	11	0,86	11
Résection (Mikulicz)............	345	23	6,66	»	»	4	1,15	5	1,44	3
Méthodes combinées...........	367	11	2,99	»	»	1	0,27	8	2,17	1
Evidement (Kocher)............	39	3	7,69	»	»	»	»	»	»	»
Enucléation massive (Poncet)..	15	2	13,33	»	»	»	»	»	»	»
Exothyropexie.................	9	»	»	»	»	»	»	»	»	»
Ligatures (Wölfler)...........	8	1	12,50	»	»	»	»	»	»	»
Total.....................	3408	118	3,46	23	»	19	»	90	»	23

II. *Statistiques intégrales non détaillées communiquées.*

Nombre des opérations.............................. 575
Nombre des morts.................................. 15
Mortalité p. 100................................... 2,60

En troisième lieu j'ai résumé un certain nombre de statistiques publiées par des auteurs qui n'ont pas répondu à mon questionnaire.

III. *Statistiques publiées.*

Nombre des opérations.............................. 2120
Nombre des morts.................................. 43
Mortalité p. 100................................... 2,02

En additionnant les chiffres provenant de ces trois sources, statistiques publiées, statistiques générales et statistiques détaillées inédites, j'arrive au chiffre suivant :

Opérations de goitre : 6103 cas, 176 morts, soit 2,88 p. 100. En comparant la mortalité des statistiques communiquées, avec celle des statistiques publiées, on voit qu'elle est inférieure dans les secondes, et cela se comprend ; car ne publient de statistiques que ceux qui ont une pratique étendue et par conséquent les moyens de se perfectionner, d'acquérir une expérience et une sûreté que ne peuvent avoir ceux qui ont peu d'occasions d'opérer. J'estime donc que le chiffre de mortalité que me donne la statistique basée sur les faits communiqués par des chirurgiens de tous pays, riches en goitres ou non, obtenu par la réunion de statistiques importantes ou minimes, chiffre de 3,33 p. 100, exprime mieux la réalité pour la généralité des chirurgiens. Il est évident d'autre part que ce chiffre s'abaisse pour les opérateurs exercés et effectivement les 2120 cas publiés ne donnent que 2,02 p. 100 de mortalité.

Il est instructif de comparer la mortalité des opérations de goitre à différentes périodes successives, et cela soit dans les statistiques générales, soit dans les statistiques particulières. D'après Liebbrecht, la mortalité jusqu'en 1851 sur 54 cas était de 31,4 p. 100, de 1851 à 1876 sur 138 cas de 20 p. 100; de 1877 à 1882 de 14,6 p. 100, et nous venons de voir à quel point elle s'est abaissée aujourd'hui, puisque mes chiffres comprennent un bon nombre de cas remontant avant 1882 et que néanmoins sur 6103 cas nous n'avons plus que 2,88 p. 100. Les statistiques successives de Brun's, de Kappeler, de Kocher nous montrent de même un abaissement graduel de la mortalité.

Je peux donc conclure hardiment que les opérations de goitre
sont actuellement presque sans dangers entre des mains exercées.
Et si l'on éliminait de la statistique les cas anciens d'une part,
les cas compliqués de l'autre, il est probable que la mortalité
générale ne serait que de fort peu au-dessus de 0.

Comparons maintenant les différentes méthodes sous le rapport
de leur mortalité.

Nous voyons d'abord que contrairement à ce qu'avait avancé
autrefois Rose, l'extirpation totale est beaucoup plus dangereuse
que les autres méthodes puisque avec 137 opérations nous avons
26 décès, soit 18,97 p. 100. S'il n'y avait pas d'autres raisons
péremptoires elle devrait donc de ce fait être abandonnée.

Comparant les autres méthodes, en laissant de côté toutefois
l'évidement, l'énucléation massive, les ligatures artérielles et
l'exothyropexie pour lesquelles mes chiffres sont trop faibles,
nous constatons que la mortalité la plus minime de beaucoup
est celle de l'énucléation intraglandulaire (opération de Socin) qui
se monte à 0,78 p. 100, que les méthodes combinées donnent
une mortalité de 2,99 p. 100, l'extirpation partielle 3,46 p. 100 et
la résection de Mikulicz 6,66 p. 100.

Si nous retranchons de la statistique générale les extirpations
totales nous avons 3271 opérations au lieu de 3408 et la mortalité baisse de 3,46 à 2,81 p. 100.

Enfin tandis que les extirpations partielles et les énucléations
intraglandulaires réunies donnent 2,09 p. 100 de morts les résections avec les opérations combinées donnent 4,77 p. 100.

A ce point de vue donc les conclusions s'imposent : l'opération
de choix sera celle de Socin. Je ferai remarquer que ces conclusions se basent sur des chiffres assez comparables, 1212 extirpations partielles contre 1276 énucléations. Ces deux chiffres ont
aussi une double signification. En premier lieu l'énucléation bien
que de date plus récente est cependant représentée par un chiffre
légèrement supérieur, cela veut dire qu'elle a été adoptée par un
grand nombre d'opérateurs. D'un autre côté il est juste de noter
que l'extirpation étant plus ancienne doit avoir sa mortalité relativement surchargée par le fait des fautes d'antisepsie et des
tâtonnements du début.

Reste la question de savoir les conditions dans lesquelles l'énucléation est praticable et dans quelle proportion de cas, nous y
reviendrons.

CAUSES DES MORTS

Le tableau que j'ai dressé au moyen des documents qui m'ont
été communiqués montre que ce sont les accidents du côté des

organes de la respiration qui entraînent le plus grand nombre de morts. En réunissant les bronchites, pneumonies, bronchopneumonies, la suffocation et l'asphyxie et les accidents mortels consécutifs aux lésions des récurrents, nous obtenons le chiffre de 45 morts sur le total de 118.

Les causes de ces complications mortelles sont multiples ; les déformations de la trachée sont le plus souvent l'origine directe des accidents de suffocation, de la mort subite, de l'asphyxie et l'origine indirecte de nombre de pneumonies consécutives à la trachéotomie. C'est une raison pour ne pas attendre pour opérer les goitreux qu'ils en soient arrivés à la période dangereuse de leur affection, à celle des crises de suffocation dues aux compressions trachéales ou nerveuses. Un bon nombre de ces morts ne sont donc pas imputables au chirurgien, contraint d'opérer dans des conditions déplorables. Dans une seconde catégorie de cas les décès sont dus à la syncope, aux lésions cardiaques, au shock, au collapsus ; nous avons en les réunissant la somme de 12 cas ; une syncope est attribuée au chloroforme ; les autres décès se sont produits dans des cas difficiles et graves, dans des extirpations totales (8 cas), partielles (2 cas) et dans la résection (1 cas).

Les hémorragies primitives, retardées ou secondaires ont donné 19 décès dont 5 pour l'extirpation totale, 6 pour les partielles, 0 pour l'énucléation, 2 pour les résections, 2 pour les méthodes combinées, 1 pour l'évidement, 2 pour l'énucléation massive, 0 pour l'exothyropexie et 1 pour les ligatures artérielles. Pour le dire en passant, l'objection faite contre l'énucléation intraglandulaire tirée de l'abondance de l'hémorragie ne se trouve pas justifiée par ces chiffres, aucun décès ne lui étant imputable, tandis que nous avons 6 morts par hémorragie à la suite de l'extirpation partielle.

Les complications septiques ont fourni 13 décès dont 8 pour l'extirpation partielle et 0 pour l'énucléation de Socin, résultat encore à remarquer.

Enfin la tétanie a emporté 2 malades à la suite de l'extirpation totale ; 1 à la suite de l'extirpation partielle ; après la même opération dans 1 cas la mort a été consécutive au myxœdème combiné à la tétanie ; ces deux complications n'ont amené la mort d'aucun opéré par les autres méthodes.

Les renseignements que nous trouvons dans la littérature relativement aux causes de mort ne sont malheureusement que rarement divisés suivant les méthodes opératoires suivies.

Je dois ajouter aux causes signalées dans ma statistique quelques accidents qui ne s'y trouvent pas mentionnés. Les uns sont des

IV. *Causes des morts (statistiques intégrales détaillées communiquées).*

	EXTIRPA-TION TOTALE	EXTIRPA-TION PARTIELLE	ÉNU-CLÉATION	RÉSECTION	MÉTHODES COMBINÉES	ÉVIDEMENT	ÉNU-CLÉATION MASSIVE	EXOTHYRO-PEXIE	LIGATURES
Troubles respiratoires.									
10 Suffocation, asphyxie	2	1	4	2	»	1	»	»	»
32 Pneumonie, broncho-pneumonie, bronchite	3	18	·3	2	6	»	»	»	»
Troubles cardiaques.									
5 Syncope	3	2[2]	»	»	»	»	»	»	»
1 Mort par le cœur	»	»	»	1	»	»	»	»	»
Troubles nerveux.									
3 Par lésions du récurrent	2	1	»	»	»	»	»	»	»
6 Shock collapsus	5	1	»	»	»	»	»	»	»
3 *Tétanie*	2	1	»	»	»	»	»	»	»
1 *Myxœdème*	»	1[3]	»	»	»	»	»	»	»
19 *Hémorragies*	5	6	»	2[4]	2	4	2[6]	»	1
Accidents septiques.									
11 Septicémie	2	7	»	»	1	1	»	»	»
1 Pyémie	»	»	»	»	1	»	»	»	»
1 Médiastinite	»	1	»	»	»[5]	»	»	»	»
3 *Divers*	1[1]	1	»	»	1	»	»	»	»
22 *Cause inconnue*	1	2	3	16	»	»	»	»	»
118	26	42	10	23	11	3	2	0	1

1. Vomissement. — 2. 1 par chloroforme. — 3. Myxœdème avec tétanie. — 4. Anémie. — 5. Strumite avant l'opération. — 6. Shock hémorragique dans les 2 cas.

accidents attribuables au chirurgien, tels que l'entrée de l'air dans les veines (5 cas avant 1885, Rotter), les intoxications par l'iodoforme (Rotter), par le sublimé (Roux), les accidents par les anesthésiques, 1 cas de bronchite attribuée à l'éther (Kocher), une mort par le chloroforme (Brun's); les autres sont indépendants de l'opérateur (pneumonies grippales (Kocher), delirium (Roux), affection rénale (Kocher), rupture de kyste dans la trachée (Juillard).

On doit encore remarquer que la répartition des causes de mort a changé sous deux rapports; comme l'a montré Rotter pour les deux périodes dont l'une s'arrête à 1876 et l'autre à 1884, les accidents septiques et les hémorragies prédominaient dans la première, tandis que plus tard ce sont plutôt les accidents indépendants du chirurgien. Cela est encore plus vrai pour l'époque actuelle; prenons comme exemple la pratique de Krönlein; dans sa première série il a 4 décès, dont 2 par médiastinite suppurée, 1 par pneumonie et 1 par collapsus; dans la seconde, il en a 3 dont aucun par infection, mais 1 par insuffisance cardiaque et 2 chez des opérés suffocants, l'un mort subitement pendant la trachéotomie et l'autre opéré en pleine bronchite.

ACCIDENTS ET COMPLICATIONS DES OPÉRATIONS DE GOITRE

En dehors des cas de mort nous avons à examiner les complications qui peuvent survenir à la suite des opérations de goitre sans entraîner de terminaison fatale et si possible faire la part relative des dangers de chaque méthode sous ce rapport. (*Voir le tableau I.*)

Ces complications peuvent être divisées en trois catégories : *accidents dus aux lésions des organes voisins pendant l'opération, accidents dus à l'infection, accidents dus à la suppression de l'organe glandulaire thyroïdien.*

Lésions des vaisseaux. — Veines. Les lésions des veines de la région thyroïdienne sont dangereuses parce qu'elles exposent à l'entrée de l'air; je connais au moins 9 cas de ce genre terminés par la mort publiés; le plus souvent ce sont les veines thyroïdiennes qui avaient été blessées, mais l'accident est survenu une fois à la suite de la lésion de la jugulaire antérieure. Le précepte de pincer ou de lier en deux points chaque veine avant de la couper doit être absolument respecté. L'énucléation dans laquelle nous ne risquons pas comme dans l'extirpation la déchirure des veines inférieures et *imae* surtout présente une supériorité sous ce rapport.

Je ne vois plus signalées maintenant les blessures des gros

troncs veineux, jugulaire interne, tronc brachiocéphalique, autrefois observées.

Artères. — Nous devons distinguer ici l'hémorragie primitive et retardée des hémorragies secondaires proprement dites.

Ces dernières anciennement fréquentes ont à peu près disparu avec l'antisepsie et l'asepsie; c'est, je le crois, à l'infection que l'on peut attribuer une hémorragie secondaire mortelle (Jenny) à la suite de l'énucléation, la température monta à 40°, ou celle que Jaboulay observa après une exothyropexie compliquée de gangrène. Les hémorragies retardées sont dues soit aux efforts du malade (vomissements, toux), soit au glissement des ligatures observé surtout pour la thyroïdienne supérieure; soigner le plus possible l'hémostase, telle est la conséquence à tirer.

Quant à l'hémorragie primitive, la technique perfectionnée permet de mener à bien sans accidents de ce genre la plupart des opérations de goitre; l'on n'observe plus dans les opérations de goitres simples les lésions accidentelles des gros troncs et la ligature de la carotide primitive ne devient parfois nécessaire que dans les tumeurs malignes.

Les méthodes opératoires dans lesquelles les artères principales sont liées préalablement à l'attaque de la tumeur permettent d'opérer pour ainsi dire à blanc; c'est le cas de l'extirpation partielle suivant la technique de Kocher, de la résection, des ligatures artérielles. Il n'en est pas de même avec les procédés de Wolff, de Hahn, de Zoege von Manteuffel, que je crois dangereux sous ce rapport; la compression de Wolff est évidemment insuffisante, c'est l'opinion générale, la forcipressure temporaire de Hahn ne nous donne pas de garanties suffisantes pour les suites de l'opération et je ne me fierai pas à la simple suture sans ligatures après une résection faite suivant le procédé de Zoege von Manteuffel.

Billroth avait déjà remarqué la fragilité des artères dans le goitre et cette particularité, constatée par d'autres, a été dernièrement vérifiée anatomiquement par Jorey; il faut donc procéder avec ménagements dans la dénudation et le pincement des thyroïdiennes.

Une des principales objections que l'on fait à la généralisation de l'énucléation, c'est l'hémorragie à laquelle elle donne lieu; Kocher et ses élèves ont particulièrement insisté sur ce point. Il est parfaitement exact que dans le temps de l'énucléation proprement dit la capsule glandulaire saigne quelquefois abondamment, qu'il y a sous ce rapport une progression graduelle depuis les kystes qui occasionnent en général une hémorragie peu abondante, parfois absolument insignifiante, jusqu'à certains adénomes qui en fournissent une forte; il est encore vrai que quelquefois des opérateurs exercés se sont vus dans l'obligation d'abandonner l'énucléation commencée et de faire l'extirpation ou la résection; mais il ne faut pas exagérer l'importance ordinaire de la perte de sang ni la proportion des cas où l'énucléation entreprise n'a pu être menée à bien; sur 34 énucléations j'ai eu une seule fois une hémorragie un peu forte mais non alarmante.

Sur 60 cas de Socin, Bally note 42 fois hémorragie insignifiante, 12 fois notable, 4 fois sérieuse et nécessitant le tamponnement; 1 fois elle oblige à s'arrêter et 1 fois à procéder à la résection. Bergeat en comparant sous ce rapport les énucléations et les extirpations de Brun's donne pour l'une et l'autre des chiffres assez peu différents : hémorragies insignifiantes 71 p. 100 pour l'énucléation et 78 p. 100 pour l'extirpation; notable 20 p. 100 contre 15, 6 p. 100; profuse 7,4 p. 100 contre 4,2 p. 100 et extrêmement forte 2,25 p. 100 contre 2,1 p. 100; la différence n'est pas considérable, comme on le voit.

Il sera bon néanmoins de tenir compte de ce danger et préférer l'extirpation dans les tumeurs très vasculaires, quand on peut leur reconnaître d'avance ce caractère ou transformer l'énucléation entreprise en un autre procédé, si l'on se trouve aux prises avec une hémorragie par trop forte.

Je me suis demandé si la façon de pratiquer l'énucléation a une influence sur la perte de sang; vaut-il mieux aller vite, comme le pensent Auguste Reverdin et J. Boeckel, je ne le crois pas; je pense au contraire qu'en allant lentement on a plus de chances d'étirer les vaisseaux avant qu'ils se rompent; il est clair que si l'on est surpris en chemin par une hémorragie très abondante il est alors indiqué de terminer rapidement l'énucléation afin de pouvoir saisir les vaisseaux. Je pense aussi que si l'on énuclée régulièrement et proprement les nodules sans les pénétrer et sans déchirer la coque glandulaire on a des chances de perdre moins de sang et c'est pour cette raison que je ne crois pas l'énucléation massive de Poncet recommandable; nous trouvons dans notre statistique deux cas d'énucléation massive terminés par la mort par shock hémorragique.

Nerfs. — Les lésions nerveuses le plus souvent indiquées à la suite des opérations de goitre sont celles des récurrents; il est du reste difficile de savoir exactement quelle est leur fréquence vu la rareté de données exactes et complètes sur ce point; je ne puis malheureusement me baser sur les résultats de mon enquête, ne sachant pas exactement quelle est la proportion des opérés examinés et laryngoscopés. Les chirurgiens le plus au courant de cette question sont d'accord pour admettre que le récurrent peut être lésé en deux points et pendant deux des temps de l'opération : dans son tronc ou ses premières branches de bifurcation au moment de la ligature de la thyroïdienne inférieure et plus loin entre ce point et le cartilage cricoïde pendant la séparation des parties postérieures de la tumeur au voisinage de la trachée. Les lésions peuvent consister en section, ligature, pincement, contusion, tiraillement, imbibition par des liquides irritants et plus tard compression par le tissu cicatriciel. Enfin ces lésions peuvent donner lieu à des paralysies localisées aux muscles des cordes ou étendues à l'épiglotte (section du tronc, Wölfler) amenant soit des troubles de la phonation seule, soit aussi plus étendus, ou à des phénomènes irritatifs, à des spasmes de la glotte, comme l'a fait voir Richelot (ligature).

Autrefois lorsque l'on pratiquait l'extirpation totale on a pu observer des cas de mort subite par ligatures des récurrents ou peut-être même d'un seul ; actuellement l'abandon de cette opération et des inondations antiseptiques nous met à l'abri de ces catastrophes. Mais les troubles de la phonation doivent être évités si possible.

Les chirurgiens se sont ingéniés à modifier l'intervention de façon à nous garantir contre toute lésion de ce nerf particulièrement sensible. Les uns ont pensé comme Billroth, Bottini, Wölfler obtenir ce résultat en liant la thyroïdienne inférieure tout près de la tumeur ; Kocher au contraire veut qu'on aille la chercher sur le bord interne de la carotide et que pour plus de sûreté on n'y place qu'une seule ligature. Cependant il semble que ce procédé ne l'ait pas entièrement satisfait puisqu'il a modifié sa technique en laissant un fragment de la tumeur dans l'angle trachéal, le nerf pouvant encore être lésé dans ce point. Certains opérateurs préfèrent rechercher le récurrent, le préparer et le voir, d'autres évitent de le découvrir crainte de le blesser. En tout cas il faut absolument se garder dans la région du nerf de toutes les manœuvres aveugles que je considère comme dangereuses ; le procédé de Hahn, celui de Doyen exposent à pincer le nerf avec l'artère, la compression de Zoege von Manteuffel me semble aussi hasardeuse et à plus forte raison la ligature élastique de Bose.

Sous le rapport des accidents qui m'occupent en ce moment l'énucléation intraglandulaire présente des avantages marqués ; faite avec douceur, régulièrement, elle doit théoriquement nous mettre absolument à l'abri ; il n'en est pas tout à fait ainsi parce que très probablement quelquefois les manœuvres, rapides par nécessité, peuvent tirailler le nerf à travers la capsule ; cependant si nous en croyons Bergeat et Bally qui n'ont constaté le premier que 2 cas de parésie des cordes sur 179 énucléations et l'autre 1 cas sur 58 et que nous rapprochions ces chiffres de celui que donne Kocher pour ses 900 opérations, en grande majorité des extirpations, soit 7 p. 100, l'avantage est pour l'énucléation.

La résection de Mikulicz, tout en ménageant le tronc du nerf, ne nous met pas à l'abri de toute lésion au voisinage de la trachée ; l'énucléation massive de Poncet me rassure encore moins puisque l'on est exposé à sortir par places de la capsule.

Quant à la ligature artérielle plusieurs des procédés que j'ai indiqués nous éloignent du récurrent et l'exothyropexie faite précisément en évitant la région de la thyroïdienne inférieure doit être et paraît effectivement avoir été innocente de tout méfait de ce côté.

Si les opérations de goitre exposent à léser le récurrent, il ne faut pas oublier que d'un autre côté elles peuvent faire disparaître des troubles de la phonation dus à la compression du nerf par le goitre ; ce fait, contesté par Julliard autrefois, est maintenant parfaitement établi et admis par tous.

Laryngé supérieur. — Wölfler croit que ce nerf a dû être lésé plus souvent qu'on ne le pense et que sa lésion en amenant l'anesthésie de la muqueuse du larynx peut favoriser la pneumonie par aspiration.

Je passe sur les lésions de l'*hypoglosse* observées une seule fois et sur celles du *vague* à peine admissibles dans les goitres non malins. Quant à celles du *sympathique* plus fréquentes elles sont encore rares dans les opérations ordinaires de goitre simple. On a cependant observé chez quelques opérés la dilatation de la pupille ou le myosis, la saillie ou au contraire la rétraction du bulbe oculaire ; ce dernier phénomène a été rencontré à la suite de la ligature atrophiante (Wölfler, Rydygier) ; il y a à prendre garde au sympathique lorsque l'on fait la ligature de la thyroïdienne inférieure sur le bord interne du scalène, le nerf est tout voisin.

Trachée, larynx, œsophage, plèvre. — Les lésions accidentelles de la trachée et du larynx, de l'œsophage ou de la plèvre sont tout à fait exceptionnelles et quand elles se produisent elles s'expliquent soit par la situation anormale de la tumeur (goitres rétrotrachéaux, rétrocesophagiens ou pharyngiens, rétrosternaux), soit par des adhérences de la tumeur avec les organes voisins.

Un phénomène qui mérite à peine le nom de complication est la *dysphagie* ou plutôt les douleurs de la déglutition qui s'observent à la suite des opérations de goitre, de l'extirpation surtout, douleurs qui durent en général pendant quarante-huit heures et que l'on a attribuées à diverses causes, en particulier aux lésions du récurrent; comme cette dysphagie m'a paru constante, je crois qu'elle s'explique plus simplement, pour la généralité des cas, par le fait que les mouvements de déglutition retentissent directement sur le foyer opératoire.

D'autre part les dysphagies dues à la compression du pharynx ou de l'œsophage par une tumeur thyroïdienne guérissent par l'opération du goitre.

Accidents septiques. — L'infection septique était autrefois un des grands dangers des opérations de goitre, les suppurations diffuses, en particulier la médiastinite, emportaient plus d'un opéré; elles sont devenues une exception actuellement. Cependant la réunion par première intention absolue n'est pas toujours obtenue mais je crois, sans pouvoir, il est vrai, en fournir la preuve, qu'il faut bien plus en accuser quelque faute commise, quelque défaut d'asepsie, que d'en chercher la cause dans la présence non démontrée sérieusement, de microbes dans le liquide des kystes ou même dans les goitres parenchymateux, comme on l'a supposé. Fort heureusement du reste que l'asepsie, même incomplète, si elle ne supprime pas la suppuration, en atténue ici comme ailleurs les dangers. Ces dangers sont accrus dès que des parties de tissus se trouvent dans des conditions inférieures de vitalité et il peut en résulter la nécrose de moignons ligaturés dans la résection par exemple (Trzebicky), l'élimination après fistules prolongées de fils de soie. Pour le dire en passant le catgut stérilisé par la chaleur suivant le procédé d'Auguste Reverdin ne nous a jamais donné ces ennuis; or je crois beaucoup plus dangereux pour le tissu glandulaire au point de vue de son activité physiologique d'être traversé pendant des semaines ou des mois par une fistule suppurante que d'être étreint par des sutures de catgut stérile aussi nombreuses que l'on voudra. Naturellement les opérateurs qui tamponnent de parti pris ou drainent avec des mèches de gaze iodoformées au lieu de chercher la réunion immédiate perdent les bénéfices des opérations aseptiques; de même les goitres exposés sont bien en danger d'être infectés et c'est un des points faibles de l'exothyropexie.

Il est intéressant de comparer sous le rapport de la suppuration l'extirpation et l'énucléation; Bergeat nous donne les chiffres suivants : 99 extirpations dont 58 guéries *per priman*, 25 avec légère suppuration et 9 avec suppuration abondante; 161 énucléations dont 133 guéries par première intention, 23 avec suppuration légère et 5 avec suppuration abondante; c'est donc assez gratuitement que Wormser invoque les microbes inclus dans le goitre pour avancer que l'énucléation doit être plus dangereuse au point de vue de l'infection; si à la clinique de Berne les résultats de l'extirpation paraissent être supérieurs sous ce rapport c'est probablement parce qu'elle est considérée comme l'opération de choix et que l'énucléation n'y est pratiquée qu'exceptionnellement.

On observe encore assez souvent même dans les meilleures conditions d'asepsie des pneumonies à la suite des opérations de goitre, soit que la trachéotomie ait été nécessaire, soit qu'elle n'ait point été faite. Il est souvent difficile de déterminer la vraie cause de cette complication, refroidissement, action de l'éther, infection propagée. Je suis très sceptique en ce qui concerne l'éther que l'on accuse de produire la pneumonie; je n'en ai jamais observé qui puisse lui être attribuée et Krönlein qui était convaincu de ce méfait de l'éther en est revenu ainsi que d'autres; je crois que c'est encore au manque de certaines précautions que la complication est due.

Même en l'absence de toute suppuration du foyer opératoire et de toute complication viscérale on observe assez souvent chez les opérés une fièvre plus ou moins durable, de deux ou trois jours à dix et même plus, avec ascension du thermomètre quelquefois à 40°, souvent à 38°, 38°,5; Poncet et ses élèves l'attribuent à la résorption des produits de sécrétion de la glande et pour caractériser le fait l'ont baptisée : *fièvre thyroïdienne*. D'autres pensent qu'il s'agit d'une fièvre aseptique analogue à celle des grandes fractures par exemple; discuter ce point m'entraînerait trop loin, qu'il suffise de dire que ce mouvement fébrile n'a aucune importance pronostique et qu'au point de vue diagnostique il se distingue des fièvres septiques par l'absence de troubles généraux chez le malade. Remarquons encore que la fréquence de la fièvre en question varie beaucoup suivant les opérateurs; Socin par exemple aurait eu 33 cas sur 53 sans aucune fièvre. D'autres au contraire en font presque la règle.

Dans les lignes qui précèdent j'ai complètement laissé de côté ce qui concerne les interventions pour les goitres kystiques ou solides enflammés ou suppurés; j'étudierai ce sujet dans un chapitre spécial.

Accidents respiratoires. — Nous avons vu que la principale des indications d'urgence fournies par le goitre réside précisément dans les troubles menaçants de la respiration. A l'époque où les interventions directes dans cette maladie étaient encore dans l'enfance on se contentait de pratiquer, et en général à la dernière extrémité, la trachéotomie; ses résultats étaient déplorables. L'opération était par elle-même entourée de dangers, l'incision du tissu thyroïdien donnant lieu à des hémorragies graves, les canules pénétrant difficilement dans la partie comprimée de la trachée ou même n'arrivant pas, par défaut de longueur, jusqu'à l'obstacle. König, Salzer, Poncet ont fait construire des canules spéciales pour ces cas. Aujourd'hui mieux éclairés sur les interventions directes les chirurgiens sont d'accord pour recourir d'emblée à l'une des opérations dirigées contre le goitre et réservent la trachéotomie pour quelques cas exceptionnels d'accidents tellement graves que le temps manque pour faire plus, ou bien pour les cas où les conditions nécessaires pour mener à bien une opération de goitre font défaut, manque d'aides, d'outillage, accidents brusques pendant la nuit.

C'est alors que les instruments spéciaux que je viens d'indiquer rendront des services et que quelquefois aussi l'exothyropexie sera à sa place. L'une ou l'autre de ces interventions suffira parfois pour amener la régression de la tumeur ou pourra être suivie au bout de quelque temps d'une opération directe (Wolff).

Il peut arriver aussi que les accidents de suffocation menaçants se produisent au cours d'une opération de goitre ou au moment où l'extirpation vient d'être terminée; il semble dans ces cas que le goitre servait en quelque sorte d'attelle à la trachée et dès que celle-ci cesse d'être soutenue la suffocation se produit. Jadis à la première menace, sous l'empire des idées de Rose, on s'empressait de trachéotomiser. L'on s'aperçut assez vite que les résultats des extirpations compliquées de trachéotomie étaient déplorables; Billroth perdait 2 trachéotomisés sur 3 et Kocher 3 sur 4. On s'efforça dès lors d'éviter d'ouvrir la trachée et actuellement cette conduite est la règle; Brun's, Czerny, Kappeler, Krönlein, Kocher, Roux et Socin pour ne citer que ceux-ci n'en font presque pas usage. La trachéotomie complique l'opération et ses suites en favorisant les inflammations bronchopulmonaires et en rendant l'application correcte des mesures d'antisepsie ou d'asepsie impossibles ou pour le moins très imparfaites; le tubage du larynx avec respiration artificielle (Doyen) n'aurait pas cet inconvénient, mais le procédé paraît nécessiter une adresse consommée qui n'est pas à la portée de chacun.

Cependant que faire lorsque l'opéré suffoque et que l'obstacle à la pénétration de l'air est manifestement dans une altération trachéale, soit déformation en fourreau de sabre, soit ramollissement? Il m'est impossible de discuter ici la nature exacte des lésions trachéales, mais je dois dire que ce que j'ai vu me fait admettre que, si Rose a exagéré la fréquence du ramollissement trachéal et n'en a peut-être pas reconnu la nature exacte, il est cependant impossible d'en nier l'existence; quand on voit après une extirpation de goitre, à chaque mouvement d'inspiration, la paroi de la trachée en quelque sorte aspirée, on ne peut expliquer ce phénomène sans une modification de la consistance de cette paroi. Dans le cas de ramollissement de la trachée, Rotter, Kümmel et Bottini la fixent de chaque côté aux muscles par des points de suture; ce moyen, s'il a réussi à Bottini et à Kümmel, n'a pas empêché deux opérés de Rotter de succomber. Dans un cas de trachée dure mais aplatie Kocher a réussi à sauver son opéré en nouant au-devant du conduit deux fils passés dans ses parties latérales.

Dans tous les cas il semble que, si les opérés ont survécu aux premiers dangers, leur guérison au point de vue respiratoire s'affirme ensuite et la sténose trachéale, quelle que soit sa nature, disparaît dans la majorité des cas. Kopp nous donne les résultats de Roux : sur 200 opérations (y compris 9 tumeurs malignes, les goitres exophtalmiques, 4 strumites) 145 malades, y compris les cas graves et gravissimes, ont été débarrassés de leurs troubles d'une façon définitive et pour les autres jamais la dyspnée n'acquiert la même intensité qu'avant l'opération; la trachéotomie n'a été faite qu'une fois et pour un carcinome.

La conclusion me paraît s'imposer : éviter la trachéotomie au cours des opérations de goitre à moins d'urgence absolue.

Bottini et Wormser conseillent dans les cas de trachée ramollie de laisser un peu de tissu au-devant de la trachée; ce conseil serait excellent, si en même temps on nous disait comment on diagnostique d'avance le ramollissement. Il y a un moyen cependant de le suivre à tout hasard, c'est de ne pas faire d'extirpation, mais de lui substituer l'énucléation qui laisse toujours au-devant du conduit les parties saines de la glande ordinairement plus épaisses dans la profondeur qu'à la surface. Ce moyen a encore un avantage, c'est de nous mettre à l'abri des lésions nerveuses graves auxquelles sont dus d'après Wölfler certains accidents de suffocations mortelles pour lesquelles la trachéotomie est sans effet. Il est bien entendu qu'il faut que l'énucléation soit praticable.

Tétanie et myxœdème. — La tétanie et le myxœdème paraissent dus tous deux à la perte des fonctions de la thyroïde; les expériences de von Eiselsberg et peut-être plus encore les résultats de la greffe thyroïdienne dans la tétanie spontanée (exécutée par Gottstein chez une femme), ont établi ce fait d'une façon indiscutable. La tétanie ne s'observe cependant pas dans tous les cas d'extirpation totale; dans 23 p. 100 des opérations de Billroth d'après von Eiselsberg elle fut observée; les 16 cas se terminèrent 8 fois par la mort, d'autres fois par la guérison avec ou sans apparition d'une récidive ou par le passage à l'état chronique. Un

assez grand nombre de chirurgiens en ont observé dans leurs
extirpations totales, j'en ai eu 2 pour ma part, l'un suivi de mort,
l'autre de myxœdème; cette même succession est signalée également par d'autres. La plupart des observations concernent des
femmes, mais Billroth, Higguet, Kocher et d'autres en ont vu
chez l'homme.

La tétanie ne se montre pas uniquement, quoique sa fréquence
y soit bien plus grande, dans les suites de l'extirpation totale.
Bottini a observé 21 cas de tétanie, partielle la plupart, dit-il,
après l'extirpation partielle; Szumann en signale 1 cas à la suite
d'une extirpation presque totale; Kocher dit l'avoir vue se produire
d'une façon passagère dans des extirpations de goitres malins où
l'on ne pouvait laisser qu'une très petite partie de la glande; Billroth d'après Wölfler en a vu un exemple à la suite d'une extirpation partielle.

J'ai trouvé dans la littérature un cas de tétanie après une énucléation faite par Brun's où l'on avait enlevé des noyaux au
nombre de 30 dans les trois lobes; Labbé m'en a communiqué
un second.

Weinlechner a publié un exemple de tétanie développée chez
un malade auquel il avait lié les deux thyroïdiennes supérieures.

Dans les statistiques qui m'ont été communiquées j'en trouve
5 cas après l'extirpation totale, soit 3,64 p. 100; 7 dans l'extirpation partielle, soit 0,57 p. 100; 2 dans l'énucléation, soit 0,15 p. 100;
4 dans la résection, soit 1,15 p. 100, et 1 dans les opérations combinées, soit 0,27 p. 100. Je n'attache pas plus d'importance qu'ils
ne méritent à ces chiffres proportionnels; cependant il faut remarquer que la tétanie se produit dans l'immense majorité des cas
immédiatement ou peu après l'opération, pendant que le malade
est sous les yeux de son chirurgien, et que ses symptômes sont
assez frappants pour ne pas échapper. Nous pouvons donc avec
beaucoup de chances de ne pas faire une grosse erreur conclure
que l'extirpation totale expose plus à la tétanie que les autres
méthodes et que sous ce rapport l'extirpation partielle et la résection sont inférieures à l'énucléation; les méthodes combinées qui
ont été précisément imaginées pour éviter les suites fâcheuses de
la privation de thyroïde tiendraient le milieu entre l'énucléation
et l'extirpation partielle, mais le total des cas est trop faible pour
admettre cette dernière conclusion sans réserves. A ce propos que
l'on me permette une remarque : je crois que sous le rapport de
la quantité de thyroïde nécessaire on n'a pas assez pris garde,
en concluant des expériences sur les animaux à l'homme, que
les conditions sont absolument différentes en ce qui concerne
les goitreux; si chez le chien il suffit de plus du tiers de la thy-

roïde pour éviter les accidents consécutifs à la suppression totale ou partielle de ses fonctions (Fuhr), il ne s'en suit pas que chez l'homme il suffise de conserver la même quantité de thyroïde goitreuse, plus ou moins altérée, pour obtenir le même résultat. L'énucléation a sur la résection et sur les méthodes combinées cet avantage que la partie conservée de la glande est saine, à part l'atrophie possible des couches superficielles, tandis que dans les autres opérations ce sont des parties quelconques pouvant parfaitement être nulles pour la fonction ou de faible valeur.

Bien plus grave et fréquent est le *myxœdème consécutif* aux opérations de goitre (cachexie thyreoprive de Kocher); mieux encore que pour la tétanie l'expérimentation et l'observation clinique démontrent que sa cause réside dans la suspension des fonctions de la thyroïde. S'il entraîne rarement la mort rapide, il persiste quelquefois, il est vrai en s'atténuant, et présente son plus haut degré de gravité chez les jeunes sujets dont il entrave le développement physique et intellectuel; fort heureusement guidés par les recherches des physiologistes à la suite de celles de Schiff, nous avons maintenant dans l'opothérapie thyroïdienne un moyen de combattre ces graves accidents, dans une certaine mesure au moins.

J'ai trouvé dans la littérature un certain nombre de renseignements sur la proportion des cas de myxœdème consécutifs à l'extirpation totale; de mes relevés il ressort qu'il y aurait eu sur 137 extirpations totales 34 cas de myxœdème, soit 24 p. 100; c'est exactement le même chiffre que celui auquel était arrivée la commission du myxœdème de la Clinical Society de Londres. Il est du reste très probablement au-dessous de la réalité, les accidents ne se développant qu'au bout d'un certain temps, quelquefois très tardivement après plusieurs mois ou même plusieurs années; ils sont plus ou moins accentués et il n'est pas étonnant qu'un bon nombre échappent ou soient méconnus. D'autre part il est certain que le développement du myxœdème n'est pas fatal et inévitable, comme semble le dire Kocher; en dehors des récidives qui l'empêchent de se produire ou le font disparaître, en dehors des cas où l'extirpation a pu ne pas être anatomiquement totale, en dehors de ceux de thyroïde accessoire latente qui ne sont certainement pas en très grand nombre, nous avons d'assez nombreuses affirmations de chirurgiens de valeur pour ne pas pouvoir douter qu'un certain nombre d'opérés échappent. Je cite, entre autres, Bardeleben, Köhler, Riedel, Albert, Küster, Krönlein, Bally, Keser, qui nous affirment avoir constaté parmi les opérés examinés une plus ou moins forte proportion d'individus indemnes de myxœdème, et c'est dans certains cas au bout de plusieurs années que cette constatation a été faite.

Donc une assez forte proportion d'opérés deviennent myxœdémateux ; le myxœdème peut se développer plus ou moins tardivement, il peut être plus ou moins accusé, il peut guérir à l'apparition d'une récidive, il peut persister malgré celle-ci (von Eiselsberg), enfin il peut manquer quoique l'extirpation paraisse réellement totale ; il y a là une inconnue.

La conséquence de tout ceci c'est que, ne sachant absolument pas les conditions de non-production du myxœdème, nous devons renoncer à l'extirpation totale ; en 1883, nous disions que nous ne la ferions que forcés et contraints et aujourd'hui que grâce aux efforts des chirurgiens nous avons des moyens de l'éviter dans des cas difficiles il faut s'en abstenir tout à fait.

Le nombre des extirpations totales est du reste dans ma statistique très minime si on le compare à ceux des extirpations partielles et de l'énucléation, quoique plusieurs de nos confrères m'aient adressé des collections de faits remontant en partie à l'époque où le myxœdème était inconnu.

Ce n'est pas cependant uniquement après l'extirpation totale que le myxœdème peut se produire ; je vous ai communiqué en 1886 des observations démontrant qu'il peut aussi être la conséquence des extirpations partielles et que dans ces cas il est ordinairement moins accentué, *fruste*, pour employer l'expression dont je me suis servi alors. Le fait est du reste peu fréquent et en dehors des miens j'en trouve seulement 5 cas dans la littérature et 5 autres sont indiqués dans ma statistique (soit 0,41 p. 100). J'ai eu connaissance d'un onzième.

Ils sont encore moins nombreux après l'énucléation, je n'en ai trouvé que 2 et un seul fait partie de ma statistique, ce qui donne une proportion de 0,07 p. 100. Kocher cependant et son élève Wormser semblent craindre son développement après cette opération, en raison des nombreuses ligatures et des sutures perdues qui amèneraient l'atrophie du tissu thyroïdien ; Kocher aurait vu dans plusieurs cas une anémie prononcée se rapprochant de la cachexie strumiprive. Ces craintes me paraissent exagérées et je me demande si dans de tels cas, où l'on a dû faire des énucléations multiples, l'extirpation partielle aurait été supérieure ; c'est le contraire qui aurait dû se produire.

Roux a eu un myxœdème atténué à la suite d'une extirpation d'un lobe latéral combinée avec l'énucléation dans le médian.

Aucun cas n'a été publié pour les autres méthodes. En particulier, Trendelenburg et Rydygier affirment que le myxœdème ne se produit pas après la ligature des 4 thyroïdiennes et ce dernier a pratiqué 22 fois cette opération. C'est la crainte de la cachexie strumiprive cependant qui a fait adopter à Kocher dans le traitement du goitre exophtalmique la ligature de 3 des artères seulement; cette crainte ne paraît pas justifiée par les faits jusqu'ici.

Autres accidents nerveux. — Est-ce aussi à la suspension des fonctions de la thyroïde que l'on doit attribuer les troubles psychiques, mélancolie avec stupeur, mélancolie suicide, démence, manie, observés autrefois par Borel, les attaques épileptiques constatées par Mikulicz et l'hystérie qui s'est développée chez une de mes opérées (mutisme hystérique)? Dans tous ces cas, c'est l'extirpation totale qui avait été faite.

J'ai en outre dernièrement observé un cas de paralysie des cordes vocales probablement hystérique chez une femme à laquelle j'avais pratiqué l'énucléation.

RÉSULTATS PLASTIQUES ET FONCTIONNELS, RÉCIDIVES

Nous avons maintenant à examiner les résultats des différentes opérations de goitre et à les comparer si possible, soit au point de vue plastique, soit au point de vue fonctionnel, soit enfin à celui de la récidive.

Résultats plastiques. — Il semble acquis que la direction de l'incision n'est pas indifférente au point de vue de la cicatrice; l'incision en collerette de Kocher est sous ce rapport supérieure à toutes les autres et la médiane verticale donne au contraire les cicatrices les plus disgracieuses; souvent elles sont alors à la fois épaisses, kéloïdiennes et bridées; les incisions obliques tiennent le milieu. Il est évident qu'il n'est pas indifférent de faire une suture exacte et je crois que quelques points perdus sur le peaucier sont à recommander; chez les femmes la suture intradermique serait encore avantageuse. Je n'ai eu en vue jusqu'à présent que les cas où la réunion s'est faite par première intention; dès que la plaie suppure nous sommes exposés à avoir une cicatrice plus ou moins difforme et de ce chef toutes les méthodes de traitement de la plaie qui n'ont pas pour but la réunion par première intention, le tamponnement par exemple, doivent être évitées, sauf indications spéciales. Dans l'exothyropexie la plaie est forcément laissée ouverte et c'est un des inconvénients de cette méthode de donner lieu à une cicatrice des plus apparentes si l'on en juge par les figures publiées.

Les opérations de goitre, l'extirpation totale exclue, peuvent laisser un cou dyssymétrique par la conservation d'un lobe déjà malade; ce sera particulièrement le fait des extirpations unilatérales; on en pourra éviter l'inconvénient par une opération combinée, extirpation-énucléation par exemple. L'énucléation nous permettant, sans dangers de myxœdème, de débarrasser les deux lobes, nous donne des chances meilleures au point de vue plastique.

Tous les chirurgiens ont remarqué après les extirpations unilatérales que parfois le cou présente du côté opéré une dépression disgracieuse; sous ce rapport encore l'énucléation ne nous expose pas au même inconvénient; Sulzer a trouvé sur 25 extirpations ou extirpations énucléations 12 p. 100 de résultats irréprochables sous le rapport de la forme du cou et 43 p. 100 à la suite de l'énucléation. Je crois aussi que le soin de couper le moins possible les muscles, de séparer leurs faisceaux, de ménager leurs nerfs et de reconstituer avec le plus grand soin les plans musculaires et aponévrotiques par la suture perdue, a une grande influence sur la perfection des résultats.

Résultats fonctionnels. — Les opérations de goitres sont en général suivies au point de vue fonctionnel de résultats satisfaisants. La dysphagie cesse après l'ablation de tumeurs comprimant le conduit alimentaire; la dyspnée disparaît dans la grande majorité des cas de même que les troubles circulatoires; Kopp nous donne sous ce rapport les renseignements suivants : sur 37 cas dans lesquels existaient des troubles fonctionnels cardiaques 34 fois ils disparurent après l'opération; et sur 66 cas comprenant 5 tumeurs malignes et 3 strumites la dysphagie cessa dans 52 cas.

Il arrive cependant parfois que la dyspnée persiste et deux causes peuvent l'entretenir : la méconnaissance d'une partie de la tumeur laissée en place, un goitre endothoracique par exemple, ou les déformations de la trachée et ses modifications de consistance. Les faits semblent indiquer cependant que lorsque la tumeur a été enlevée ou vidée par l'énucléation ces lésions trachéales se réparent d'elles-mêmes, et Poncet et ses élèves paraissent être seuls aujourd'hui de l'avis que la trachéotomie et ce qu'ils appellent le calibrage de la trachée sont nécessaires.

J'ai déjà dit plus haut que les troubles dus à la compression des récurrents sont dans une certaine proportion de cas supprimés par l'opération; les chiffres donnés semblent indiquer que l'énucléation n'est pas inférieure sous ce rapport à l'extirpation.

Roux a signalé le fait qu'après l'opération la voix dite goitreuse, en l'absence de toute paralysie des récurrents, se modifie favorablement.

Récidives. — Toutes les opérations aujourd'hui admises dans le traitement du goitre exposent à la récidive puisque la seule qui nous mettrait à l'abri, l'extirpation totale, doit être proscrite.

Il est difficile de se faire sur ce sujet une opinion ferme au milieu des renseignements plus ou moins contradictoires que nous avons à notre disposition. Il me semble cependant en résulter que sous ce rapport la différence absolue n'est pas très grande entre les procédés rivaux et particulièrement entre l'extirpation partielle et l'énucléation ; la fréquence des récidives dépend du reste de facteurs multiples dont les statistiques ne peuvent tenir compte, de l'âge des sujets, de la nature de la tumeur, des circonstances extérieures, de la contrée habitée par l'opéré. Je renonce à donner des chiffres qui seraient sans valeur ; mon impression personnelle est que l'énucléation dans les grands kystes et dans les adénomes, quand elle est bien faite, expose peu à la récidive, que celle-ci est plus fréquente dans les goitres à nodules multiples très nombreux, que plus les nodules sont petits plus la récidive est à craindre. Je n'ai pas en main de documents suffisants pour juger la valeur de l'exothyropexie à ce point de vue : cependant d'après Bérard sur 21 sujets ayant subi l'exothyropexie ou l'exposition, dans 4 cas avec trachéotomie, cautérisation, excision, il y a eu récidive complète et 15 fois persistance de la dyspnée à un degré gênant. J'en dirai autant des résections, des ligatures d'artères et des opérations combinées qu'il est difficile de juger à ce point de vue.

Si les récidives peuvent se produire dans les extirpations et les énucléations, il est en somme assez rare qu'une nouvelle intervention soit nécessitée par elles ; Bergeat indique le chiffre de 12 cas sur 600, dans lesquels le malade subit deux opérations, Kopp 5 sur 191 opérés de Roux. Nous sommes loin de l'opinion autrefois soutenue par Rose. Pour ma part je ne compte que 2 sujets chez lesquels j'ai dû en venir à une seconde opération ; une fois, après une extirpation unilatérale, j'ai eu à faire l'énucléation et le malade, opéré pour la seconde fois en septembre 1880, est resté guéri depuis ; une autre malade énucléée à deux reprises pour des adénomes multiples, est revenue une troisième fois avec une tumeur maligne et a succombé à son extirpation. Sulzer compte sur 27 extirpations, 16 récidives dont 4 dans lesquelles il y aurait indication à une nouvelle intervention, et sur 59 énucléations, 17 récidives ; Bergeat sur 30 extirpations note 14 récidives et sur 39 énucléations 28 récidives. Bally nous dit que chez 12 sujets ayant subi l'extirpation on constate une augmentation du lobe laissé, tandis que sur 45 énucléations il n'y a que 9 cas de récidives proprement dites, mais il faut dire qu'il ne considère comme récidives que celles qui se produisent dans le lobe opéré.

La récidive en elle-même a du reste une importance très dissemblable suivant l'opération à laquelle elle succède. S'il s'agit de l'extirpation unilatérale et qu'une récidive survienne dans le lobe conservé, il peut être fort difficile de parer aux symptômes menaçants s'ils existent du fait de la récidive, tout en conservant la quantité de glande saine nécessaire à la santé de l'opéré. Il en est autrement si c'est une énucléation intraglandulaire qui a été pratiquée; du côté du lobe opéré il est resté la partie saine de thyroïde qui enveloppait les noyaux goitreux et nous avons le champ bien plus libre pour intervenir de nouveau, par une nouvelle énucléation si possible. C'est précisément pour ces cas difficiles de récidive après extirpation ancienne, ou pour ceux où pendant une extirpation le chirurgien s'aperçoit qu'il faudrait, pour parer aux dangers du goitre, enlever presque toute la glande, que Wölfler a publié tout récemment son procédé de dislocation, ingénieuse ressource dont il est préférable cependant de pouvoir se passer.

Si dans un certain nombre de cas les tumeurs de la thyroïde récidivent après les opérations diverses, il en est d'autres dans lesquels au contraire on observe une diminution de volume des parties laissées en place. Il y a longtemps que Sydney Jones a signalé le fait à la suite de la section ou de la résection de l'isthme, et Poncet m'a autrefois communiqué un cas dans lequel l'atrophie consécutive à la section de l'isthme avait été accompagnée de phénomènes de myxœdème. Je vous ai moi-même signalé en 1886 un cas de myxœdème fruste développé à la suite de l'extirpation unilatérale avec atrophie du lobe restant. Löwenstein a vu la disparition d'un fragment du volume d'une noix, laissé après une extirpation presque totale, se faire en cinq semaines sans myxœdème du reste. Krönlein a observé ce même phénomène 5 fois sur 98 cas. Mais c'est surtout J. Wolff qui a insisté sur cette atrophie des parties conservées et il la regarde comme à peu près constante; je dois dire qu'il paraît être à peu près seul de cette opinion. L'atrophie peut se produire, mais elle est bien loin d'être constante, voilà la manière de voir générale : je crois sans pouvoir le démontrer que cette atrophie se produit surtout après les extirpations, les résections et dans les goitres diffus ou vasculaires, rarement après l'énucléation.

Il est certaines méthodes dans lesquelles on cherche à amener l'atrophie du goitre, sans en retrancher quoi que ce soit, je veux parler de l'exothyropexie et de l'exposition; l'atrophie est réelle, paraît à peu près constante et quelquefois rapide; est-elle persistante, durable? nous ne savons pas dans quelle proportion de cas la réponse sera affirmative; il s'agit de méthodes encore trop jeunes. Le mécanisme de ces atrophies est du reste obscur, ce qui fait que nous ne pouvons tirer parti de ce phénomène; il a du reste été aussi observé à la suite de la simple trachéotomie et des maladies infectieuses.

AVANTAGES ET INCONVÉNIENTS
DES DIFFÉRENTES MÉTHODES OPÉRATOIRES

Il nous reste maintenant à comparer les différentes méthodes opératoires au point de vue des dangers qu'elles font courir soit au point de vue vital, soit au point de vue fonctionnel, à celui des résultats qu'elles nous permettent d'obtenir et à déterminer si possible leurs indications respectives.

Nous avons établi qu'au point de vue de la mortalité l'énucléation de Socin l'emporte largement sur toutes les méthodes rivales; qu'elle nous met mieux que d'autres à l'abri des lésions des organes voisins et en particulier des nerfs récurrents, qu'elle n'expose que tout à fait exceptionnellement soit à la tétanie, soit au myxœdème, que ses résultats au point de vue plastique sont également les meilleurs. L'hémorragie que quelques chirurgiens paraissent redouter dans cette méthode est en général sans dangers sérieux et la crainte des récidives a été fort exagérée; une récidive d'ailleurs vient-elle à nécessiter une nouvelle intervention, nous nous trouvons encore dans de bien meilleures conditions qu'après une extirpation ou une résection, puisque nous n'avons pas déjà sacrifié une partie saine de la glande.

Pour toutes ces raisons je n'hésite pas à considérer l'énucléation intraglandulaire comme l'opération de choix, quand elle est praticable.

Dans les kystes uniques ou multiples, dans les goitres solides ou mixtes encapsulés, enkystés, c'est-à-dire au point de vue pratique énucléables, l'opération de Socin doit être préférée à toute autre. Il faut cependant pour cela que l'énucléation soit possible, ce qui est le cas si le goitre est vierge en quelque sorte et n'a été enflammé ni spontanément ni à la suite d'injections.

Très bien, dira-t-on, mais quelle est la proportion des goitres énucléables? Je suis sous ce rapport embarrassé pour répondre chiffres en main; je vois cependant que partout à peu près les énucléations paraissent gagner du terrain, que l'on en fait à Bâle, à Berne, à Strasbourg, à Tubingen, à Heidelberg, à Lyon, en Angleterre, en Amérique, en Belgique, en Russie, partout : en ce qui me concerne je suis arrivé, après avoir considéré autrefois cette méthode comme exceptionnellement applicable, à faire sur une série de 35 opérations 32 énucléations contre 3 extirpations partielles, et encore dans deux de ces derniers cas l'extirpation répondait à des indications toutes spéciales. Socin opère non seulement des malades de Bâle ou de ses environs, d'Alsace et du Grand-Duché de Bade, mais aussi d'Argovie et de Berne, et il y trouve une majórité de goitres énucléables : je suis peu disposé à croire, comme le pensent quelques chirurgiens, que les goitres de telle localité sont différents de ceux d'une autre et énucléables ici ne le sont pas là ; je signerais volontiers cette phrase que m'écrivait Socin : « Je crois que maint chirurgien fera la même expérience que j'ai faite, à savoir que le nombre des énucléations augmente avec la bonne volonté de l'opérateur. »

Je conclus donc que, sauf quelques circonstances spéciales, dans les goitres enkystés, solides, liquides ou mixtes, c'est à l'énucléation intraglandulaire que nous nous adresserons.

Dans les autres cas nous avons à choisir entre de nombreuses méthodes. Ma manière de voir relativement à l'*exothyropexie* et à l'*énucléation* massive se déduit de ce que j'ai dit plus haut ; je ne les crois ni l'une ni l'autre applicables avec avantage qu'exceptionnellement. L'exothyropexie se justifie comme opération d'urgence et pour parer à la suffocation, mais pour le goitre simple du moins ses indications se bornent là ; les dangers de la production d'une vaste surface suppurante, ceux des hémorragies pendant le cours de la guérison, la lenteur de celle-ci, la difformité de la cicatrice et les doutes sur la réalité d'une guérison durable ne permettent en aucune façon d'en faire une opération de choix. Je ne puis la considérer autrement que comme un succédané de la trachéotomie dans les goitres suffocants et je la voudrais faire suivre, le danger passé, d'une extirpation secondaire.

J'ai dit pourquoi je crois l'*énucléation massive* dangereuse : sortir, par places seulement, je le veux bien, de la capsule glandulaire, ce n'est plus faire une énucléation et c'est d'un autre côté perdre les bénéfices de la technique sûre et régulière de l'extirpation.

Les *ligatures artérielles* appliquées aux goitres simples présentent différents inconvénients ; s'il s'agit d'un goitre de volume moyen et sans vascularité particulière, il n'est pas plus difficile ni plus long de l'extirper que de lier ses quatre artères ; s'il est volumineux les ligatures peuvent être entourées de grandes difficultés et dans tous les cas nous aurons quatre cicatrices au lieu d'une. Nous savons d'autre part que les succès de cette méthode ont été surtout obtenus dans les goitres vasculaires. C'est donc pour les cas de ce genre, souvent présentant quelques symptômes basedowiens, qu'elle doit être à mon avis réservée, en dehors des goitres exophtalmiques proprement dits.

L'*évidement* de Kocher n'est, comme son auteur lui-même le pense, qu'une ressource exceptionnelle pour quelques cas de tumeurs molles adhérentes, ressources permettant de terminer rapidement une intervention qui sans elle ferait courir des dangers d'hémorragie.

Il ne nous reste plus à examiner que l'*extirpation*, la *résection*, la *dislocation* et les *opérations combinées*.

Lorsque la maladie est nettement limitée à l'un des lobes l'*extirpation unilatérale* paraît le meilleur des procédés, à condition que l'on se mette à l'abri des lésions d'organes voisins et en particulier du récurrent; le procédé actuel de Kocher me paraît présenter le plus de garanties pour les lésions du récurrent au voisinage de la trachée, mais de moins complètes en ce qui regarde celle du tronc pendant la ligature de la thyroïdienne inférieure. Il y aurait à rechercher si la ligature sur le bord interne du scalène antérieur combinée avec l'incision en collerette, telle que je l'ai décrite, ne serait pas préférable.

Lorsque les deux lobes et peut-être l'isthme avec eux sont envahis et que nous sommes en doute sur le siège des altérations secondaires, des phénomènes de compression trachéale, en un mot lorsque nous serions exposés après avoir extirpé un lobe à enlever une trop forte quantité de l'autre, ce sont les procédés de *résection* qui me paraissent les plus appropriés et suivant les cas, suivant le siège des dégénérescences, on conservera tantôt l'une, tantôt l'autre partie de chaque lobe; il faut, comme l'on dit, dans ces cas, *individualiser*, et l'on ne peut tracer une ligne de conduite absolue et invariable. Enfin si ayant extirpé un lobe nous nous apercevons que c'est l'autre qui comprime la trachée et aurait dû être sacrifié, ou bien si une récidive s'y produit, nous avons encore une ressource dans la *dislocation de Wölfler*.

Il se pourra faire encore que la première opération ait été assez parcimonieuse ou que la récidive soit assez limitée pour que nous puissions recourir soit d'emblée à une *extirpation-résection*, soit à une *résection secondaire complémentaire*.

Bien rares seront, je crois, les cas où l'*extirpation-énucléation* sera indiquée; l'énucléation tout court, dans les deux lobes s'il le faut, me semble préférable sans hésitation.

Je ne reviendrai pas sur les critiques que j'ai déjà formulées sur les procédés particuliers d'extirpation ou d'énucléation de Wolff, de Hahn, de Bose, de Zœge von Manteuffel, de Niehans, de Doyen, etc.

Tout ce que je viens de dire s'applique aux cas ordinaires de goitre; mais les anomalies de situation des tumeurs de la thyroïde sont fréquentes; et nous devons voir quelle est alors la conduite à tenir; j'aurai quelques mots à dire encore relativement aux goitres congénitaux; enfin les complications inflammatoires survenant dans les goitres solides ou liquides devront en terminant arrêter notre attention.

GOITRES ANORMAUX OU COMPLIQUÉS

Goitres anormaux par leur siège. — Jusqu'ici je ne me suis occupé que des tumeurs ayant pour siège la région de la thyroïde normale, mais on observe fréquemment des anomalies sous ce rapport.

En premier lieu le goitre en se développant peut envoyer des prolongements dans les régions voisines, ces prolongements étant tantôt en continuation directe avec la masse principale ou s'en étant en partie isolés et n'y tenant plus que par un pédicule thyroïdien plus ou moins mince, c'est à ces derniers que l'on donne le nom de *faux goitres accessoires,* de *goitres ralliés* ou mieux de *goitres reliés.* Nous comptons dans ce nombre certains goitres rétrosternaux, rétroclaviculaires, plongeants; certains goitres rétroviscéraux s'insinuant derrière la trachée, l'œsophage, le pharynx; certains goitres de la pyramide de Lalouette et d'autres qui soulèvent le creux susclaviculaire.

Nous avons en second lieu des tumeurs thyroïdiennes tout à fait isolées de la glande, quelquefois cependant nourries par des branches des artères thyroïdiennes, mais sans continuité avec le tissu thyroïdien de la glande; ce sont les goitres développés dans les thyroïdes accessoires, les *goitres accessoires vrais.* Ces goitres accessoires peuvent du reste se trouver au voisinage assez immédiat de la glande, elle-même saine ou malade; nous avons dans cette catégorie les goitres accessoires endothoraciques en bas, les supérieurs situés au-dessus de l'isthme, les latéraux qu envahissent le creux sus-claviculaire, les postérieurs, rétrœsophagiens et rétropharyngiens.

Enfin une dernière catégorie de goitres, qui au point de vue embryogénique ne se sépare pas de la précédente, est formée par des tumeurs plus éloignées encore du siège de la glande adulte, ce sont les goitres *endotrachéaux, endolaryngiens* et ceux de la *base de la langue.* Étudions ces différentes variétés de tumeurs au point de vue opératoire.

Parmi ceux de la première catégorie les supérieurs, les latéraux ne donnent lieu à aucune indication spéciale; l'extirpation ou l'énucléation y seront appliquées comme dans les cas ordinaires. Les goitres qui envoient un prolongement derrière la ceinture osseuse sternoclaviculaire se signalent fréquemment par des phénomènes de compression particulièrement graves et les indications sont souvent pressantes. Dans la grande majorité des cas ils se prêtent à l'énucléation qui demande certaines précautions; le doigt doit cheminer autant que possible sur les côtés, où il y a plus de place que sur la ligne médiane, afin de ne pas augmenter la compression de la trachée; l'énucléation a l'avantage ici de nous mettre à l'abri des lésions des gros vaisseaux; cependant un bon nombre d'extirpations de tumeurs de cette espèce ont été exécutées plus facilement qu'on ne pourrait le soupçonner à première vue.

Les goitres endothoraciques soit reliés, soit accessoires vrais, donnent lieu dans les cas ordinaires aux mêmes considérations, mais il peut arriver qu'un goitre endothoracique soit si profondément enclavé derrière le sternum qu'il soit bien difficile de l'en déloger sans se faire du jour. Billroth avait déjà réséqué le manubrium et une partie d'une clavicule pour une tumeur maligne; Bardenheuer (1886) a proposé pour quelques goitres simples cette résection, particulièrement son procédé de résection temporaire, et pratiqua même une résection du manubrium au ciseau pour un abcès profond consécutif à une strumite; Wuhrmann (1895) proposa aussi la résection suivant le procédé de Bardenheuer pour certains goitres endothoraciques; Roux a réséqué en partie le manubrium pour un goitre suppuré et fistuleux (Congrès de chirurgie, 1894). Jaboulay en 1896 a réséqué par fragments 5 centimètres du sternum pour un goitre plongeant avec adhérences qui rendaient sa luxation dangereuse. Les goitres plongeants ou enthoraciques donnant fréquemment lieu à des accidents de suffocation et la luxation de la tumeur faisant en général cesser les accidents, l'exothyropexie y peut trouver à titre d'opération palliative d'urgence une bonne indication.

Les tumeurs développées en arrière, entre la trachée et l'œsophage ou entre le conduit alimentaire et la colonne vertébrale, les goitres circulaires peuvent donner lieu aux plus grandes difficultés opératoires; la dissection des prolongements devra être faite avec les plus munitieuses précautions; heureusement ces cas sont relativement rares.

Dans la même région ou plus haut derrière le pharynx se développent quelquefois des tumeurs accessoires et indépendantes; il sera en général nécessaire de les aborder par des incisions plus haut situées que d'habitude, sur le bord interne du sternomastoïdien, comme l'ont fait E. Bœckel, Braun, Kaufmann, Mikulicz, ce qui me paraît bien préférable à la voie buccale.

Quelle que soit la situation d'une tumeur thyroïdienne reliée avec la glande ou formée aux dépens d'une thyroïde accessoire vraie, il faut se rappeler qu'elle conserve les caractères des goitres au point de vue de la vascularisation et plus d'une fois c'est la présence d'un lacis veineux abondant qui a fait pendant l'opération reconnaître la nature thyroïdienne d'une tumeur que l'on ne soupçonnait pas être un goitre.

La même particularité s'applique aux tumeurs endolaryngiennes, endotrachéales et à celles de la base de la langue; aussi devra-t-on choisir en conséquence les procédés d'exérèse : la trachéotomie avec tamponnement, et l'ablation de préférence au galvanocautère pour celles des voies aériennes (Brun's), la trachéotomie préalable et le tamponnement pour celles de la base de la langue (Kraske).

Goitres congénitaux. — D'après Demme il existe deux catégories de goitres à la naissance, les uns de nature congestive et qui rétrogradent ordinairement, d'autres analogues aux goitres des adultes ou bien constitués comme de véritables tératomes; ces deux dernières classes de tumeurs peuvent donner lieu à des indications d'urgence. Des cas de ce genre, peu nombreux encore, qui ont fait l'objet d'interventions opératoires, il ressort qu'ils doivent être opérés comme chez l'adulte et en évitant la trachéotomie; malgré plusieurs échecs le succès de Schimmelbusch est fait pour encourager.

Goitres enflammés. — L'inflammation suppurative des goitres, soit parenchymateux, soit kystiques, peut se développer à la suite des injections parenchymateuses (les précautions antiseptiques en ont bien diminué la fréquence), ou bien à la suite de maladies infectieuses diverses. Nous avons à choisir pour le traitement de ces goitres enflammés entre l'ablation de la tumeur et l'incision.

Les matériaux que j'ai pu rassembler sur ce point ne sont pas assez nombreux pour me permettre de poser des conclusions fermes et je ne donne ce qui suit que comme le résultat des impressions que m'a laissées cette étude, résultat sujet à revision. Il est évident que si l'on peut supprimer en totalité le foyer inflammatoire, sans crainte d'inoculer les parties encore saines voisines, cette manière de faire est la plus radicale et celle qui coupera court le plus rapidement possible aux accidents; donc tout à fait au début l'extirpation du lobe enflammé ou l'énucléation du kyste infecté pourront donner des résultats brillants (Roux). Mais il n'y a pas là seulement une question d'âge de l'inflammation, il y a aussi une question de virulence sur laquelle nous avons quelques données encore bien incomplètes. D'autre part, comme le fait remarquer Roux, l'incision d'un goitre enflammé de fraîche date fait courir des chances d'hémorragie, nouvelle raison en faveur de l'extirpation au début.

Plus tard l'inflammation d'abord circonscrite dans le goitre a plus ou moins diffusé dans le voisinage et des adhérences se sont formées, d'où des difficultés pour pratiquer l'extirpation et des dangers de propagations inflammatoires et suppuratives; à cette période l'incision n'expose plus guère aux hémorragies, elle donne libre issue au pus et aux débris de la tumeur et promet un résultat en général favorable; la guérison définitive, il est vrai, peut être longue à obtenir et nécessiter quelques interventions secondaires. Lorsqu'enfin l'inflammation est de vieille date, dans les kystes en particulier, il arrive que la virulence a disparu et, surtout s'il s'agit de poches épaisses, l'énucléation redevient possible et avantageuse.

L'extirpation peut encore être indiquée dans les goitres enflammés autrefois et restés fistuleux; le curage des fistules et des produits calcaires, qui parfois les entretiennent, ne permet qu'une guérison lente, bien plus rapidement obtenue à la suite de l'extirpation ou de l'énucléation quand elle est possible. Dans cette question du traitement des goitres enflammés il faut donc se garder de vouloir établir des règles invariables, mais ne se décider qu'après avoir tenu compte des circonstances très diverses que j'ai rapidement indiquées.

Je mentionne en terminant ces cas très rares d'inflammation chronique observés par Riedel, Cordua et Tailhefer et dont ce dernier vous a entretenus au Congrès de 1896; l'opération restée partielle à cause des adhérences aux vaisseaux a cependant amené une amélioration dans l'état des sujets qui ont survécu.

Il ne me reste plus, Messieurs, qu'à témoigner à tous ceux qui ont bien voulu répondre à ma demande, soit en m'adressant leur statistique, soit en me donnant des renseignements utiles pour mon travail, ma vive reconnaissance. Il m'est venu des documents inédits de chirurgiens d'Allemagne, d'Angleterre, d'Autriche, de Belgique, de France, d'Italie, de Roumanie, de la République Argentine, de Suède, de Suisse et de Turquie.

Que Messieurs les docteurs ou professeurs Adenot, Bardenheuer, Bassini, J. Berg, von Bergmann de Riga, Bernhard, Berry, Bloch, J. Bœckel, H. Bornholdt, Bottini, Bousquet, Bruch, Campenon, Th. Chavasse, Chaput, Ceppi, Cordua, Czerny, Depage, Djemil Pacha, Doyen, Dupont, Dupraz, Duret, von Eiselsberg, von Esmarch, Fahm, E. Fischer, Flach, Fritzsche, Gangolphe, Garré, Gersuny, Grault, Gross, Gussenbauer, von

Hacker, Hægler Passavant, Haffter, Jeannel, Jeanneret, Jordan
Lloyd, Julliard, Kappeler, Körte, Kummer, Küster, Labbé, M. La-
nelongue, Lardy, Lebec, Leonte, Llobet, von Mandach, E. Martin,
Mauny, Mikulicz, Mosetig Moorhof, von Muralt, Neuber, Niehans,
Nimier, Obalinski, Patry, de Quervain, A. Reverdin, Reynier,
Riedel, Routier, Roux, Schadt, Schwartz, Schiller, Schuchardt,
Schuler, Semon, Shede, Socin, Sorel, Stocker, Thiriar, Usiglio,
Vincent de Lyon, Vincent d'Alger et Walder veuillent bien rece-
voir tous mes remerciements [1].

1. Un questionnaire m'est revenu de Londres, rempli mais non signé; le
nom du chirurgien auquel je le dois se trouve par ce fait omis dans ma
liste.

COULOMMIERS

Imprimerie PAUL BRODARD.